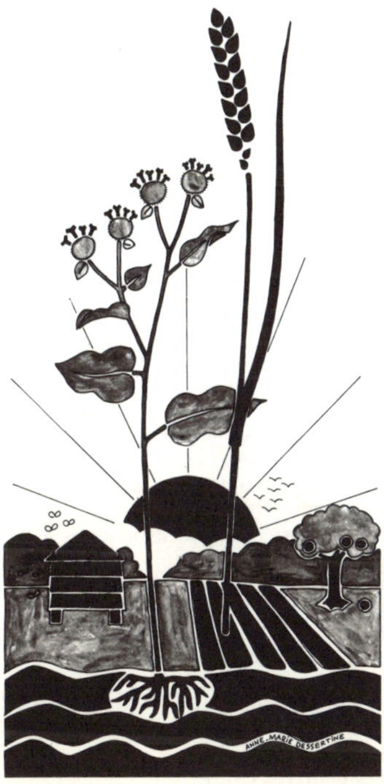
ANNE-MARIE DESSERTINE

DANS LA MÊME COLLECTION

Dr Léon Bence et Max Méreaux : **Guide pratique de musicothérapie.**
Dr Claude Binet : **Traitements de 130 affections courantes.**
Louis de Brouwer : **L'Art de rester jeune.**
Daniel Chernet : **Les Protéines végétales.**
Jean-Luc Darrigol : **Le Miel pour votre santé.**
Jean-Luc Darrigol : **Les Céréales pour votre santé.**
Jean-Luc Darrigol : **Traitements naturels de la constipation.**
Dr Louis Donnet : **Les Aimants pour votre santé.**
Gérard Edde : **Manuel pratique de digitopuncture.**
Gérard Edde : **Les Couleurs pour votre santé.**
Gérard Edde : **Ginseng et plantes toniques.**
Gérard Edde : **La Médecine ayur-védique.**
Georges Faure : **Les Métaux pour votre santé.**
Georges Faure : **Les Relaxations sensorielles.**
Louis Faurobert : **Vos enfants en pleine forme !**
Louis Faurobert : **En forme après 60 ans.**
Pierre Fluchaire : **Bien dormir pour mieux vivre.**
Henri-Charles Geffroy : **L'Alimentation saine.**
Vincent Gerbe : **Votre potager biologique.**
Vincent Gerbe : **Initiation au végétarisme.**
José Lefort : **Traitements naturels de la douleur.**
Dr Jean Léger : **Hygiène et santé des dents.**
Dr René Lacroix : **Savoir respirer pour mieux vivre.**
Gilles Laissard : **L'Eau pour votre santé.**
B. Legrais et G. Altenbach : **Santé et cosmo-tellurisme.**
Dr Francis Lizon : **L'Homéopathie pour le chien, le chat et le cheval.**
Thierry Loussouarn : **Initiation au Yoga.**
Dr J.-C. Marchina : **Santé et beauté de votre peau.**
Désiré Mérien : **Les Clefs de la nutrition.**
Désiré Mérien : **Les Clefs de la revitalisation.**
Jacques Mittler : **Introduction à la macrobiotique.**
Dr André Passebecq : **L'Argile pour votre santé.**
Dr André Passebecq : **La Santé de vos yeux.**
Dr André Passebecq : **Traitements naturels des affections respiratoires.**
Dr André Passebecq : **Traitements naturels des affections circulatoires.**
Dr André Passebecq : **Traitements naturels des troubles digestifs.**
Dr André Passebecq : **Rhumatismes et arthrites ; traitements naturels.**
Dr André Passebecq : **Maladies des reins, vessie, prostate.**
Dr André Passebecq : **Maladies des oreilles et surdité.**
Dr Jean-Louis Poupy : **Manuel pratique de moxibustion.**
Martine Rigaudier : **330 Recettes végétariennes.**
Martine Rigaudier : **Recettes et menus végétariens pour les 4 saisons.**
André Roux : **Introduction à l'iridologie.**
Dr J.-E. Ruffier : **Gymnastique quotidienne.**
Dr J.-E. Ruffier : **Traité pratique de massage.**
Alain Saury : **Manuel diététique des fruits et légumes.**
Alain Saury : **Des fleurs pour vous guérir.**
Alain Saury : **Les Huiles végétales d'alimentation.**
Alain Saury : **Les Algues, source de vie.**
Joël Savatofski : **Le Massage douceur.**
Jean de Sillé : **Des plantes pour vous guérir.**
Jean de Sillé : **Des aromates pour vous guérir.**
Nicole Walthert : **La Marche, source de santé.**

la santé de vos yeux

collection
santé naturelle

AUTRES OUVRAGES DU MÊME AUTEUR
(chez le même éditeur)

Collection « Psycho-soma » :

Votre santé par la diététique et l'alimentation saine.
L'enfant. Guide pratique pour les parents et éducateurs.
Qui ? Découvrez qui vous êtes et qui sont réellement les autres.
Psychothérapie par les méthodes naturelles.

Collection « Santé naturelle » :

L'argile pour votre santé.
La santé de vos yeux.
Traitements naturels des troubles digestifs.
Traitements naturels des affections respiratoires.
Traitements naturels des affections circulatoires.
Rhumatismes et arthrites : traitements naturels.
Maladies des reins, vessie, prostate : traitements naturels.
Maladies des oreilles et surdité.

André et Jeanine PASSEBECQ
Diplômés du London Centre of Eyesight Training

la santé de vos yeux

Nouvelle édition revue et corrigée
de **Je Vois Bien**

56e mille

Rééducation visuelle et régénération oculaire par les méthodes naturelles

Editions DANGLES
18, rue Lavoisier
45800 ST JEAN DE BRAYE

L'AUTEUR :

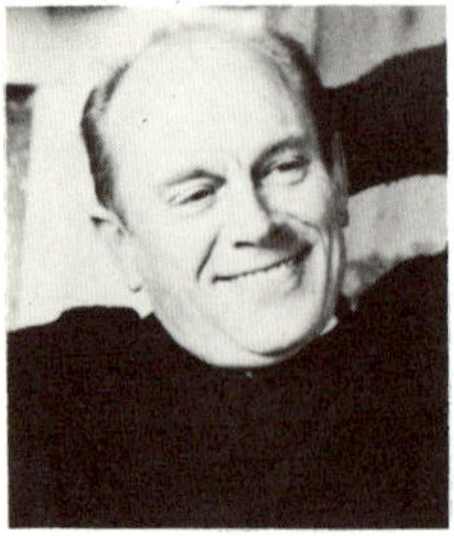

André Passebecq est, en France et dans maints pays étrangers, tant d'expression française (Canada, Belgique, Suisse...) qu'en Angleterre, Italie, Espagne, Portugal, etc., reconnu comme l'un des pionniers les plus actifs des méthodes naturelles de santé.

Il a acquis une connaissance large et précise des problèmes physiologiques et psychologiques au cours des diverses orientations de sa vie. C'est à 30 ans qu'il abandonne une carrière professionnelle du fait de la maladie (ulcère gastrique en plateau, rhumatisme articulaire aigu, arythmie cardiaque, troubles cutanés, etc.). Fort heureusement, il trouva sur son chemin des guides grâce à qui il évolua avec sûreté dans le champ immense des méthodes orthobiologiques.

Docteur en médecine et en psychologie, diplômé de naturopathie, de physiothérapie, d'osthéopathie, de rééducation visuelle (méthode Bates), il est également diplômé d'organisation scientifique du travail (facteur humain), de graphologie, etc. Il a contribué à la création de l'association Vie et Action-CEREDOR à Vence (France) dont les cours sont déclarés à l'Académie de Nice, ainsi qu'à celle de l'Institut de psychosomatique naturelle de Lausanne (Suisse). Vie et Action assure la formation de nombreuses personnes de tous les milieux professionnels et sociaux, grâce à des cours par correspondance, des stages pratiques, des séminaires de groupe, des congrès... Une brillante équipe de collaborateurs assure, avec dynamisme et compétence, la vie de cette association, de ses groupes régionaux et de ses éditions.

Récemment, André Passebecq a été chargé des cours de naturothérapie à la faculté de médecine Paris-XIII.

Tous les livres écrits par cet auteur — seul ou en collaboration — synthétisent donc le fruit d'une expérience peu commune.

ISSN : 0180-8818
ISBN : 2-7033-0205-3

Avertissement

Le présent ouvrage condense les enseignements hygiénistes relatifs à l'œil, à ses fonctions et à ses troubles, suivant les enseignements du docteur Bates et d'autres praticiens, et compte tenu de notre propre expérience.

L'œil étant un organe très fragile, il est bien évident que l'application des soins hygiénistes nécessite un diagnostic sérieux et une prudente attention. Un médecin naturopathe, homéopathe ou acupuncteur, par exemple, mettra en œuvre avec les nuances qui s'imposent, les indications contenues dans ce livre.

En ce qui concerne l'éducation de l'œil, nos explications et nos croquis sont applicables même par les non-médecins.

Les observations qui nous seront adressées par nos lecteurs nous permettront de parfaire cet ouvrage et nous leur en sommes, par avance, reconnaissants.

A. et J. Passebecq

CHAPITRE I

L'œil et ses fonctions

1. Anatomie et physiologie de l'œil

Comme tous les organes des sens, l'organe de la vision comprend trois parties :

— Un appareil récepteur de l'impression sensible (l'œil).

— Un nerf qui transmet l'excitation déjà adaptée au système nerveux par le récepteur.

— Une région du cerveau qui apprécie cette excitation et l'utilise sur le plan de la pensée et de l'action.

Nous allons étudier successivement :

— Le globe oculaire proprement dit.

— Ses organes annexes.

a) Le globe oculaire (fig 1 à 13)

C'est l'organe périphérique de l'appareil visuel. Il se présente comme un double système : *optique,* pour la concentration de la lumière ; *chimique,* pour sa transformation.

Il a la forme d'une sphère légèrement étirée vers l'avant. C'est une chambre noire où la lumière ne pénètre qu'à travers un diaphragme d'ouverture variable : l'*iris.* Cette chambre noire est formée de 3 *membranes* ou tuniques, du *cristallin,* de l'*humeur aqueuse,* du *corps vitré.*

— **La sclérotique** est la membrane protectrice (externe, fibreuse, blanche). Sa courbure change à l'avant : en effet, la cornée, en forme de verre de montre, prolonge la sclérotique à la face antérieure du globe de l'œil. Cette cornée, transparente, est polie et lisse, grâce à un épithélium qui peut s'enflammer ou se détruire dans certaines affections de l'œil. La cornée elle-même peut être atteinte, ce qui entraîne la formation de cicatrices opaques, ou taies. Quand elle devient opaque, la médecine préconise son ablation chirurgicale et son remplacement par un fragment prélevé sur une autre cornée provenant d'un œil normal (greffe cornéenne).

— **La choroïde** est la membrane située sous la sclérotique. C'est un riche tissu vasculaire, fin, pigmenté en noir, chargé de la nutrition de l'œil. (L'humeur vitrée est constamment renouvelée par l'intermédiaire de la choroïde et la rétine y puise les matériaux qui lui sont nécessaires.) Elle se continue à l'avant par les *procès ciliaires,* contenant le *corps ciliaire,* avec ses *muscles* accommodateurs du cristallin. Plus avant encore, elle se rabat autour du cristallin comme un rideau et forme l'*iris,* perforé d'un trou circulaire : la *pupille.* L'iris a une ouverture variable commandée par deux groupes de muscles lisses aux mouvements involontaires : l'un qui commande le myosis (ou constriction de la pupille), l'autre qui commande la mydriase (ou dilatation). Ce dispositif de diaphragme permet de n'admettre dans l'œil que la quantité de lumière suffisante pour assurer la vision tout en évitant l'éblouissement.

— **La rétine** constitue la troisième tunique, membrane sensorielle qui reçoit les rayons lumineux. C'est, en quelque sorte, un avant-poste du cerveau à l'intérieur de l'œil. Elle n'adhère que très peu à la choroïde et peut s'en détacher. Elle est doublée à l'intérieur par une fine membrane (la *membrane hyaloïde*) formée par les couches périphériques condensées du corps vitré. Elle est constituée par l'épanouissement du *nerf optique.* Les cellules sensorielles, perceptrices de la lumière, sont les *cônes* et les *bâtonnets,* qui se continuent par les fibres formant, à leur sortie du globe, le nerf optique. Celui-ci traverse l'orbite en arrière. Il peut y être lésé.

Entouré d'un manchon méningé, le nerf optique gagne le crâne (où il peut être comprimé en cas de tumeur ou inflammation des méninges). Dans le crâne, il se fusionne partiellement avec le nerf optique de l'autre œil pour former le *chiasma optique* — d'où les deux nerfs gagnent le cerveau ; ils s'y terminent dans le lobe occipital *(centre visuel).*

La lumière agit en décomposant une substance photo-chimique qui se trouve dans les bâtonnets : le *pourpre rétinien.* Celui-ci est composé d'une

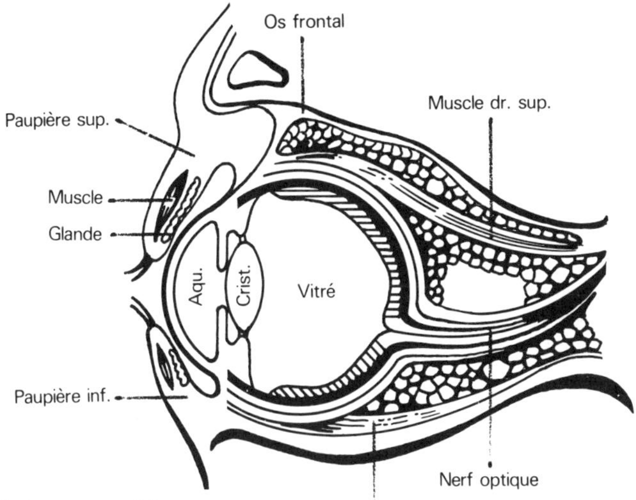

Fig. 1. — **L'œil dans son orbite**
(coupe verticale)

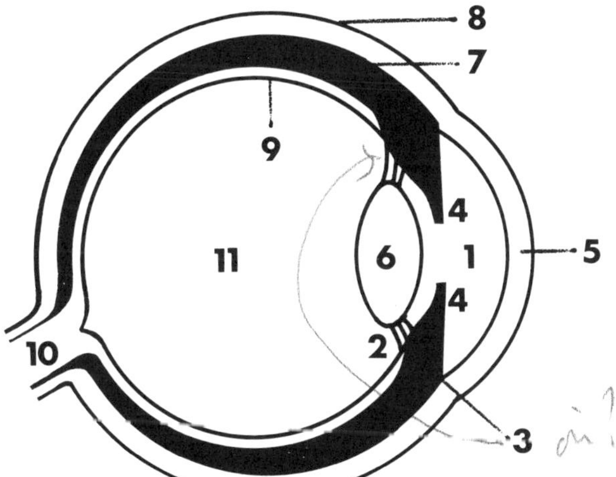

1. Chambre ant. (h. aqueuse)
2. Chambre post.
3. Corps ciliaire
4. Iris
5. Cornée
6. Cristallin
7. Choroïde
8. Sclérotique
9. Rétine
10. Nerf optique
11. Corps vitré

Fig. 2. — **Coupe schématique de l'œil**

substance protéique, associée à la vitamine A, à des caroténoïdes et à du pigment mélanique. C'est de cette décomposition que naît le phénomène électrique de l'influx nerveux. Les pigments photosensibles des cônes sont encore très imparfaitement connus.

Ainsi, l'œil ne se borne pas à distinguer l'ombre de la lumière, mais il est également capable d'analyser les couleurs des objets. La rétine se compose de cellules différenciées, sensibles à la lumière et à l'ombre mais aussi à une gamme de couleurs.

Deux régions de la rétine présentent des particularités :

— La *pupille* ou *(tache aveugle),* zone blanchâtre de 1,5 millimètre de diamètre, qui correspond au point où le nerf optique aborde la rétine et où il s'épanouit ; elle est dépourvue de cellules sensorielles et ne joue aucun rôle dans la vision.

— Une surface restreinte de la rétine (dépression d'environ 2 millimètres de diamètre) : la *macula,* ou *tache jaune,* et surtout son centre, la *fovea centralis,* seule capable de distinguer les détails. L'œil doit donc être mû et dirigé de manière que les différentes parties de l'objet, pour être vues nettement, soient tour à tour accommodées sur la surface sensible. La macula ne contient que des cellules à cônes. La sensibilité de la rétine s'affaiblit au fur et à mesure que l'on s'éloigne de la macula.

Ainsi, nous pouvons distinguer :

— La *vision centrale,* nette, par accommodation de l'image sur la macula.

— La *vision périphérique,* floue, due à ce que la rétine, autour de la macula, reçoit les rayons lumineux autres que ceux de l'image formée sur la macula.

La macula sert pour la perception des détails. La rétine périphérique sert pour la vision d'ensemble et pour l'orientation de la vision centrale. Quand la macula est détruite, il n'y a pas de perception des détails ; quand la rétine périphérique est défectueuse, il y a défaut d'orientation et mauvaise perception du relief.

La vision directe se concentre automatiquement sur la tache jaune, vers laquelle se fait la projection de l'image. Dans la lecture, par exemple, sa faible surface (une tête d'épingle), alors que la surface totale de la rétine est 10 000 fois plus grande (15 centimètres carrés), fait que nous ne voyons distinctement que deux ou trois mots à la fois et que notre œil se déplace constamment pour amener les mots suivants sur l'axe de la tache jaune.

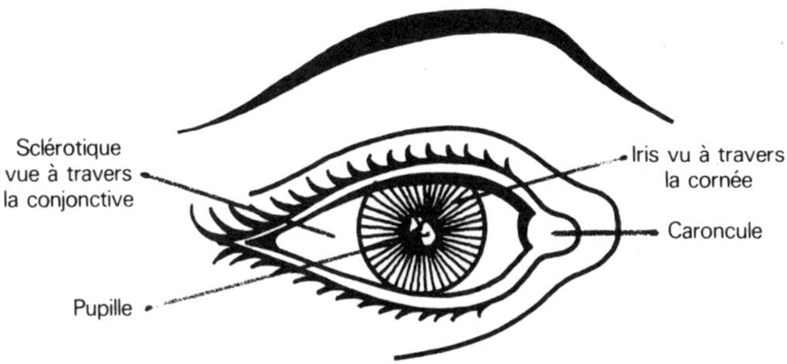

Fig. 3. — **Œil vu de face**

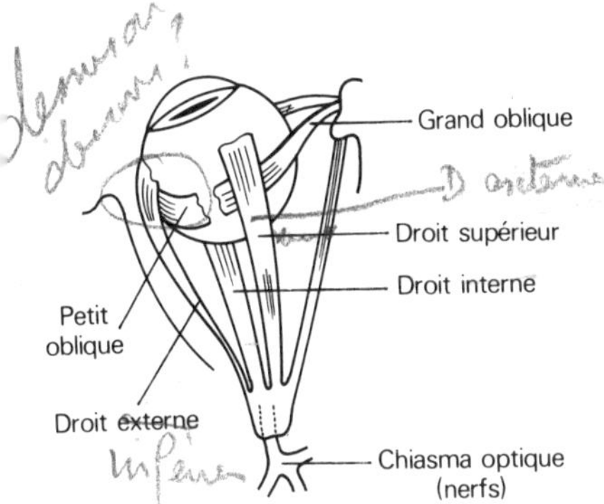

Fig. 4. — **Muscles moteurs de l'œil**

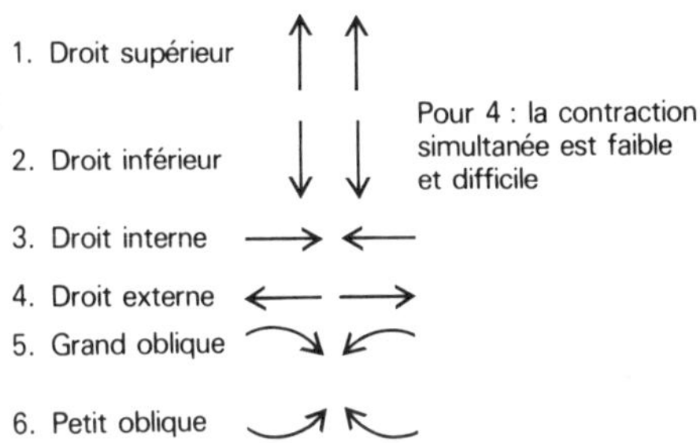

Fig. 5. — **Jeu des muscles externes**

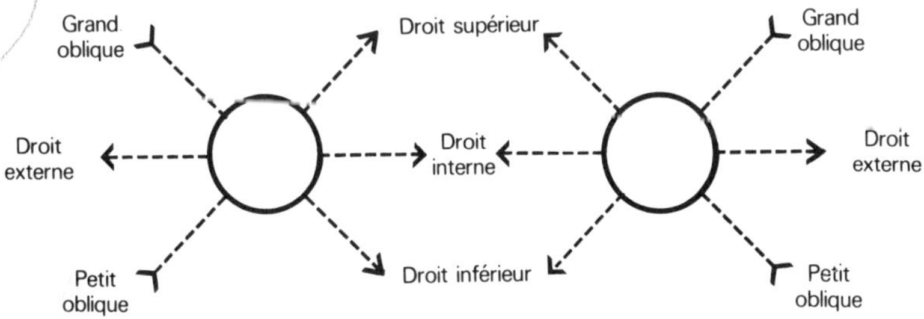

Fig. 6. — **Schéma des muscles oculaires externes**

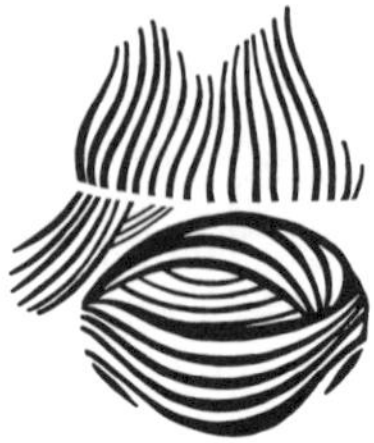

Fig. 7. — **Muscles des paupières**

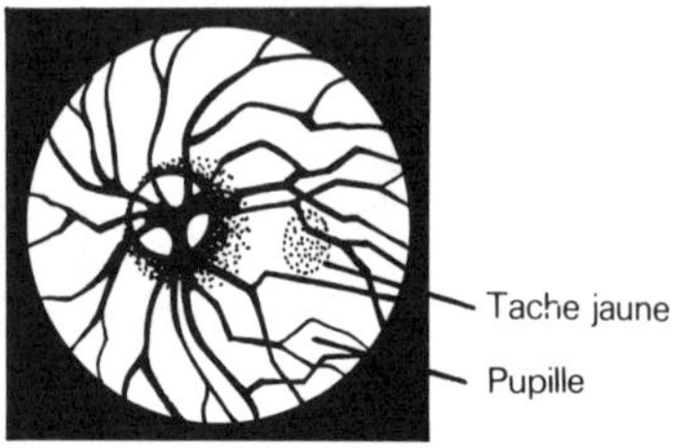

Fig. 8. — **Fond d'œil observé à l'ophtalmoscope**

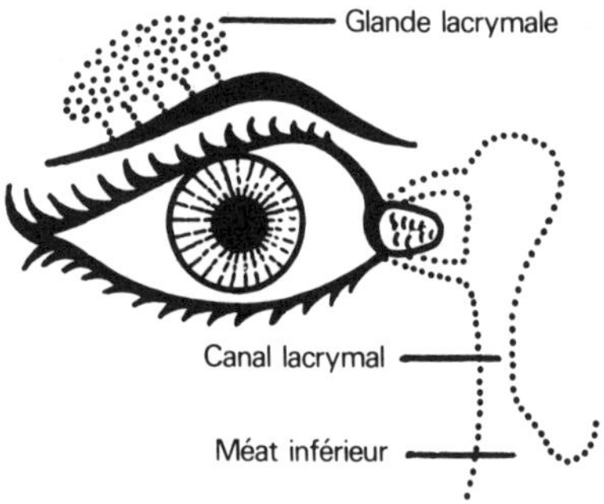

Fig. 9. — **Appareil lacrymal**

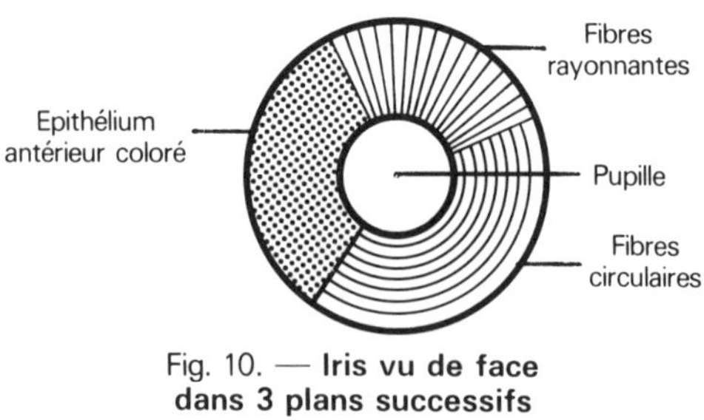

Fig. 10. — **Iris vu de face dans 3 plans successifs**

La pupille se contracte intensément quand les rayons lumineux tombent sur la macula, mais beaucoup moins quand les rayons aboutissent sur une autre partie de la rétine.

— **Le cristallin** est une lentille biconvexe élastique capable de modifier ses rayons de courbures (avant et arrière). Il est accolé derrière l'iris et maintenu en place par des fibres transparentes (zonule de Zinn).

Les variations d'accommodation, nécessaires pour que l'image se forme avec précision sur la rétine, sont dues au corps ciliaire, et en particulier au *muscle ciliaire* (aux mouvements involontaires).

L'accommodation est sous la dépendance de certains centres nerveux, agissant grâce aux sensations qui viennent de la rétine.

Grâce à l'accommodation, l'œil peut s'adapter aux distances rapprochées pour obtenir une vision nette des objets (fig. 16).

Le cristallin sépare le globe oculaire en une *chambre antérieure,* où se trouve l'*humeur aqueuse,* et une *chambre postérieure,* contenant l'*humeur vitrée* (ou corps vitré), de consistance gélatineuse. Il doit y avoir équilibre de pression entre ces deux fluides. La tension dans l'œil est en partie déterminée par la plus ou moins grande quantité de ces humeurs.

b) Les annexes de l'œil

L'œil est logé dans l'orbite, son appareil essentiel de protection (cavité bourrée de graisse). Les parois de l'orbite sont minces, d'où la possibilité d'extension dans l'orbite d'inflammations et tumeurs des régions voisines : crâne, sinus, fosses nasales.

L'orbite est obturée par des **paupières,** qui viennent, lorsqu'elles se ferment grâce à leurs muscles, protéger la partie antérieure de l'œil. Les paupières ont un squelette cartilagineux et de petites glandes sébacées qui s'ouvrent à la base des cils. Les sourcils protègent de la sueur du front. Les cils arrêtent les poussières et ont pour autre fonction de provoquer le réflexe de fermeture des paupières quand un corps étranger vient les frôler.

La face interne des paupières, en contact avec le globe de l'œil, est formée d'une peau moins épaisse que sur la face externe ; c'est une muqueuse, la **conjonctive,** qui s'insinue entre le globe de l'œil et la paroi osseuse de l'orbite, avant de se replier pour passer devant l'œil (elle est alors transparente) et se raccorder ensuite à l'autre paupière. La conjonctive ne s'étend pas sur la cornée transparente. L'inflammation de cette délicate membrane est appelée conjonctivite.

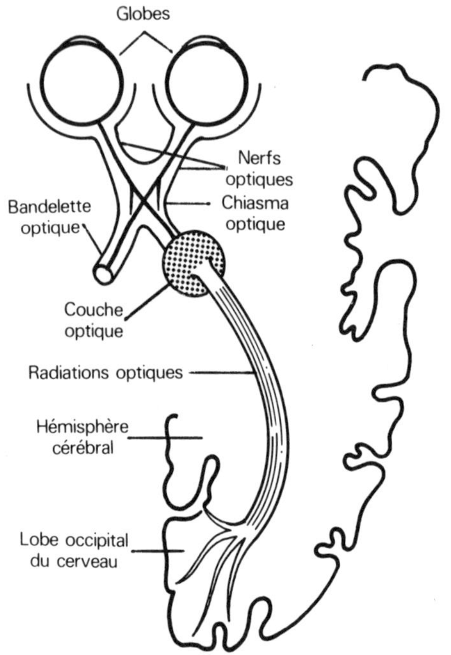

Fig. 11. — **Coupe horizontale du cerveau,** montrant schématiquement le trajet de la voie optique

Les **glandes lacrymales,** qui sécrètent les larmes (liquide de désinfection et de drainage contenant une substance antiseptique : le lysozyme), sont situées dans l'angle externe de l'œil. Les larmes sont normalement évacuées par le *canal nasal,* qui commence à l'angle interne des yeux et débouche dans le nez.

Le **globe oculaire** est mobilisé par des *muscles* attachés à la sclérotique. Pour chaque œil, il y a : 1 muscle droit supérieur, 1 droit inférieur, 1 droit interne, 1 droit externe, 1 grand oblique, 1 petit oblique. Grâce à ces 6 muscles, l'œil peut être tourné dans toutes les directions.

Ces muscles peuvent aussi agir, dans une certaine mesure, sur la forme

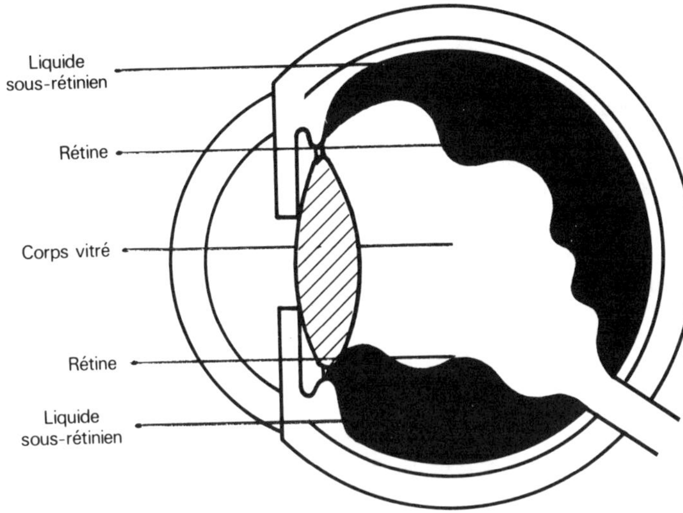

Fig. 12. — **Décollement de rétine**

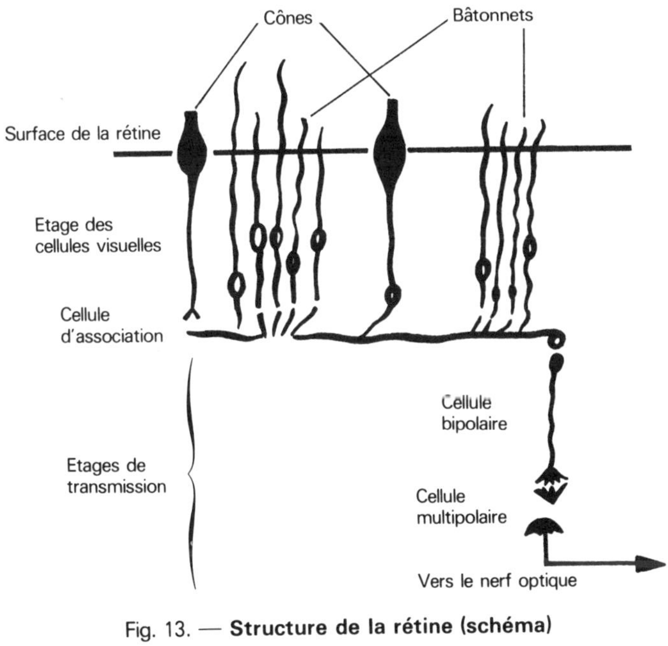

Fig. 13. — **Structure de la rétine (schéma)**

du globe oculaire. Par exemple, les muscles obliques pressent autour de l'« équateur » de l'œil, ce qui entraîne un allongement du globe en même temps que son étrécissement. Les muscles droits, au contraire, raccourcissent et élargissent le globe oculaire.

Quand les yeux se tournent vers la droite, les muscles du côté droit de chaque œil se contractent, tandis que les muscles du côté gauche se détendent. Lorsque les yeux se lèvent, les muscles droits supérieurs se contractent et les droits inférieurs se relâchent simultanément. Des explications semblables peuvent être données pour les autres mouvements de l'œil, dus à l'action combinée d'autres muscles.

Dans certains travaux, nous faisons agir certains muscles plus que d'autres. Il en résulte que ces muscles deviennent relativement plus forts que les autres. Des tensions anormales se produisent autour de l'œil, avec, pour résultat, une distorsion dans la forme du globe oculaire. Sans prétendre que la déformation du globe oculaire est permanente dans tous les cas, il n'en reste pas moins plausible qu'une tension excessive de certains muscles puisse entraîner une accommodation défectueuse et de la fatigue (fig. 16).

Un Américain, le docteur Bates, découvrit et prouva qu'un œil sans cristallin pouvait, dans une certaine mesure, encore accommoder grâce au jeu des muscles externes, qui permettent à l'image des objets de se former exactement sur la rétine. Selon Bates, l'accommodation défectueuse peut être corrigée en fortifiant les muscles oculaires affaiblis et en obtenant une détente nerveuse. Les muscles oculaires travaillent harmonieusement dans les conditions normales ; il suffit d'établir et de garder l'équilibre entre eux. La relaxation des muscles oculaires permettra de remédier au surmenage oculaire et d'améliorer la qualité de l'accommodation d'où il s'ensuivra une réduction des tensions nerveuses et musculaires.

c) Quelques problèmes de la vision

La perception du relief : Pourquoi apprécions-nous le relief des corps au lieu de les concevoir sans profondeur ? Ce fait tiendrait, en partie, à l'écartement des yeux, qui leur permet de capter le même objet sous un angle différent. La fusion des deux images très légèrement dissemblables qui s'opère dans le cerveau créerait la notion de relief, selon le principe du stéréoscope (fig. 15).

La perception du relief est améliorée lorsque la macula est bien impressionnée par une image accommodée correctement sur cette zone.

Il faut tenir compte également de l'*imagination* : le cerveau, habitué à distinguer le relief dans la vision binoculaire, rétablit la situation quand un des deux yeux est fermé. Car c'est le cerveau qui ajoute le relief de la troisième dimension en interprétant l'image bidimensionnelle. Et c'est lui aussi qui ajoute la couleur.

On admet généralement de nos jours que la perception de la distance est obtenue par l'association :

— des sensations de lumière,

— des sensations de couleur,

— des sensations des mouvements moteurs des muscles et structures oculaires.

Persistance des sensations lumineuses : Quand la rétine a été sollicitée par une onde lumineuse, l'impression ne s'efface pas aussitôt ; elle persiste un temps très court après la cessation de l'excitation (selon la durée et l'intensité de l'excitation) : environ 1/50 de seconde. Il en résulte que des impressions discontinues se succédant à intervalles suffisamment rapprochés sont perçues comme continues (principe du cinématographe).

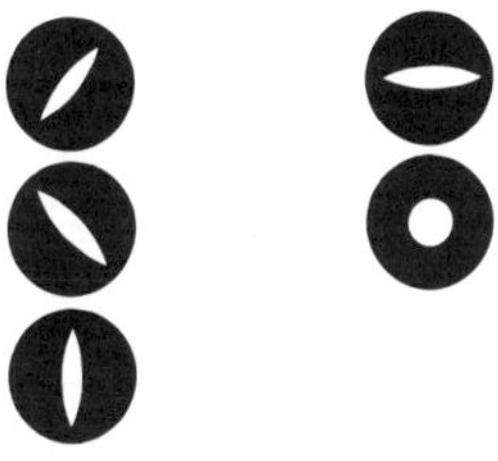

Fig. 14. — **Synéchies (Déformations de la pupille)**

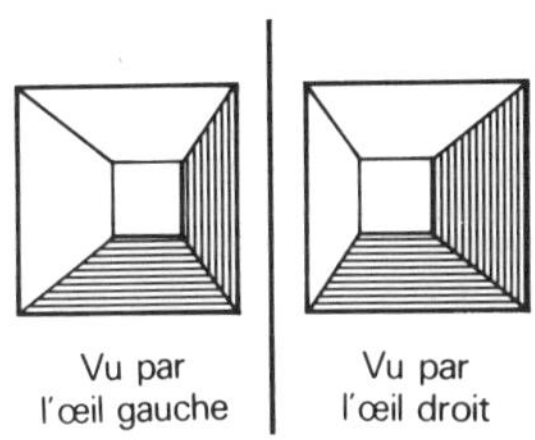

Fig. 15. — **Vision binoculaire d'un même tronc de pyramide**

2. Les yeux, miroirs de la santé

Ce n'est pas sans raison que les yeux ont été qualifiés de « miroirs de la santé ». Voyons succinctement quelques-unes des indications qu'il est possible d'obtenir sur l'état de santé par l'examen des yeux.

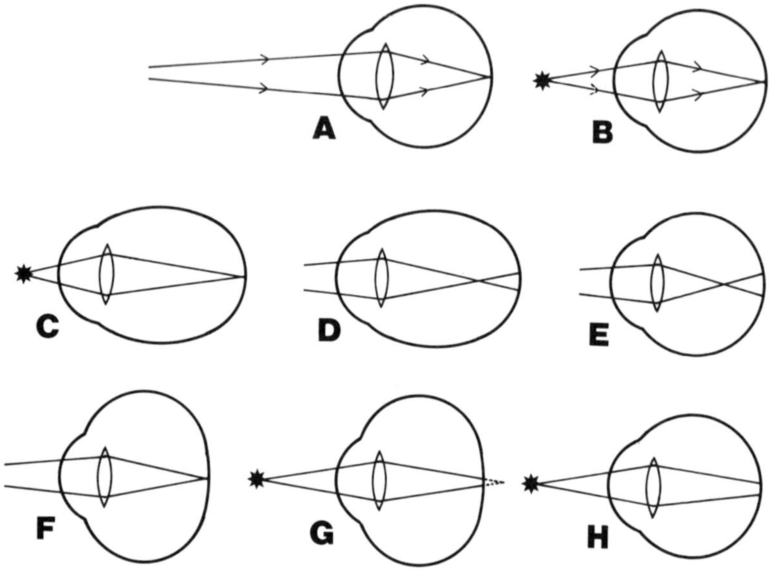

Fig. 16. — **Globe et cristallin normaux et anormaux** (d'après Thomson)
Représentation schématique

A. Œil normal (emmétrope) : accommodation sur un objet éloigné - cristallin plus plat.
B. Œil normal (emmétrope) : accommodation sur un objet proche - cristallin plus bombé.
C. Globe étiré : accommodation plus facile sur un objet proche.
D. Globe étiré : accommodation plus difficile sur un objet éloigné.
E. Globe normal mais cristallin très bombé : accommodation difficile pour un objet éloigné.
F. Globe étréci : accommodation plus facile sur objet distant.
G. Globe étréci : accommodation difficile sur objet proche.
H. Globe normal mais cristallin trop plat : mauvaise accommodation pour les objets proches.
C-D-E = myopie — **F-G-H** = hypermétropie

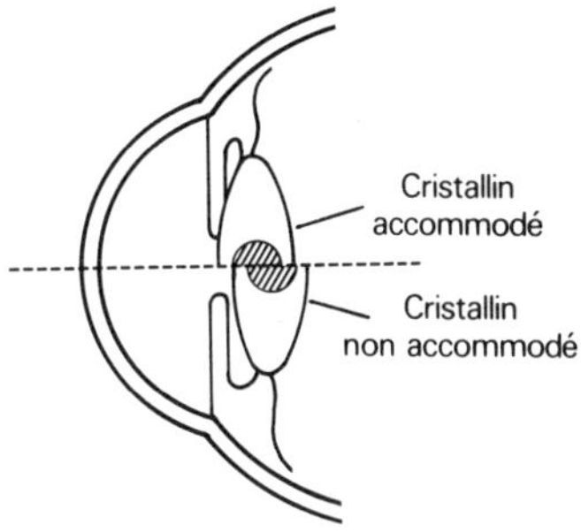

Fig. 17. — **Déformation du cristallin pendant l'accommodation**

a) Examen à l'ophtalmoscope

Faute de pouvoir examiner directement les artères du cœur, les spécialistes ont recours à l'examen des minuscules vaisseaux qui tapissent le fond de l'œil. Ils utilisent l'ophtalmoscope, système de lentilles grossissantes accouplé à une source lumineuse.

La rétine est garnie d'un riche réseau de capillaires. On a pu la comparer à un écran satiné, clair et sain dans la jeunesse et l'état de santé, terni et rayé dans la vieillesse et la toxémie. Sur cet écran, apparaissent tous les éléments qui constituent l'économie de l'organisme. Si les vaisseaux rétiniens sont épaissis et durcis, il en est vraisemblablement de même pour les artères du cœur.

Parfois, les vaisseaux de la rétine fournissent des renseignements spécifiques : l'artériosclérose leur donne des reflets cuivrés ; l'hypertension maligne les encombre de dépôts cireux. On peut recueillir de la sorte de nombreuses données sur l'état du système artériel tout entier et se faire une idée de l'état de vieillesse et de toxémie d'un sujet.

b) Examen externe de l'œil

Indépendamment des indications fournies par l'examen de l'iris (§ c), voici quelques interprétations faciles à obtenir :

— L'œil de l'homme en bonne santé est clair, brillant sans exagération. Le blanc de l'œil est pur. La pupille est moyennement ouverte. Les mouvements du globe sont aisés, souples. Le cillement est normal.

— Blanc des yeux jaunâtre : troubles hépatiques.

— Blanc des yeux bleuâtre : troubles circulatoires et cardiaques possibles. Mais la couleur bleuâtre est normale dans l'enfance, quand la sclérotique n'est pas aussi opaque que chez l'adulte.

— Blanc des yeux de teinte verdâtre : troubles intestinaux.

— Blanc glauque : respiration insuffisante (selon Thomson, insuffisance de crudités vertes dans l'alimentation).

— Taches de cholestérol dans les yeux et sur les paupières (xanthélasma) : cholestérolémie (voir : foie surmené, vésicule biliaire encombrée, vaisseaux sclérosés à cause d'un excès de cholestérol dans l'alimentation).

— Yeux verts et transparents : troubles rénaux, toxicomanie.

— Yeux décolorés : seraient un stigmate de dégénérescence.

— Divergence entre la teinte des cheveux et la couleur de l'iris (blond aux yeux marron, par exemple) : possibilité d'inharmonie intérieure.

— Yeux saillants et proéminents, avec conjonctivite : affections du cœur ou du cerveau, hyperthyroïdie (maladie de Basedow).

— Yeux enfoncés dans l'orbite et cernés : dénutrition, troubles digestifs et d'assimilation, diabète, anémie (quelle qu'en soit la cause : mauvaise alimentation, chocs émotionnels...).

— Globe animé d'un mouvement oscillatoire ou rotatoire : nystagmus, troubles nerveux, certains troubles mentaux.

— Globe fixe : certaines maladies du cerveau et affections mentales ; paralysie d'un muscle externe.

— Strabisme : voir chap. IV, 2e.

— Yeux très brillants : fièvre, troubles congestifs et nerveux, hyperthyroïdie.

— Pupille dilatée et peu mobile : méningite, émotions, troubles nerveux, épuisements, toxémie.

— Pupille contractée à l'ombre : troubles nerveux, tension nerveuse excessive, intoxication, urémie, tabès, hyperthyroïdie.

— Dissymétrie d'ouverture des pupilles : tabès, neurasthénie, troubles nerveux.

— Yeux très ouverts, dilatés : inflammation grave des bronches possible (asphyxie partielle).

c) Iridoscopie

Il faut se montrer extrêmement réservé à l'égard des affirmations péremptoires des tenants de l'iridoscopie. On ne peut tout voir dans l'iris. Toutefois, comme l'examen de la peau, des mains, de la langue, celui de l'iris permet de connaître des données précieuses sur le tempérament et l'état de santé. Des signes iriens sont très sûrs. On ne peut toujours les découvrir à l'œil nu : une loupe est parfois nécessaire, en même temps qu'un bon éclairage et un observateur exercé.

Voici quelques-uns des signes les plus courants et les plus faciles à déceler. Bien entendu, il faut toujours en contrôler la valeur au moyen d'autres constatations.

Couleur et texture de l'iris : Sans vouloir généraliser d'une manière trop simpliste, pour la race blanche il semble que le bleu soit le signe d'une plus grande vitalité. Quand la surface bleue est bordée d'une ligne brunâtre, la toxémie est forte.

La densité de l'iris est plus forte chez les personnes survitales ; la texture est plus serrée ; les rayons sont également espacés et paraissent fermes. Chez les sous-vitaux, les rayons sont plus inégaux, désordonnés et fins ; si l'iris est bleu, l'effet général est glauque ; c'est cette répartition inégale des rayons qui forme la majeure partie des « points ».

Pour les yeux bleus, la pupille cerclée de points jaunes plus ou moins brillants (genre paillettes d'or) serait un signe de résistance biologique et de vitalité.

Une trouée sombre s'appelle « lésion ouverte » et semble indiquer une zone de troubles aigus.

Les iris vraiment bleu clair et denses se rencontrent rarement dans nos cabinets de conseils hygiénistes : ces personnes sont très robustes et estiment n'avoir pas besoin de nos conseils. Nous voyons beaucoup plus souvent des iris bleus avec halos bruns. Si le brun est léger et presque uniforme, l'iris est de couleur noisette. Si ce sont des taches dispersées, la signification peut être plus spécifique.

Le plus souvent, la couleur brune est localisée près de la pupille. On l'appelle « anneau de l'estomac » et on la rencontre généralement chez des individus peu soucieux de leur alimentation.

Fines et espacées, les taches brunes de l'iris en tête d'épingle disposées sur les fibres radiantes semblent aller de pair avec les maladies de peau chroniques.

Ces taches sont généralement plus décelables chez ceux qui ont déjà souffert de croûtes ou de la gale et ont été soignés par les méthodes répressives habituelles de la médecine.

Chez les insuffisants glandulaires — ou s'il y a surmenage des glandes, particulièrement chez les lymphatiques — on remarque des points blanchâtres situés en cercle sur la partie externe de l'iris (« signe du rosaire » ou « chapelet »).

Ne pas confondre ce signe avec l' « anneau nerveux », formé plutôt par une ou plusieurs lignes blanchâtres ténues en cercles concentriques à l'intérieur de l'iris. On observe alors un éclat, un reflet semblable à celui d'un disque que l'on tient obliquement à la lumière. Cet anneau indique que le système nerveux est habituellement soumis à une tension excessive.

Signes de médicaments dans l'iris : Beaucoup de sels d'origine métallique, utilisés à profusion en pharmacie au début de ce siècle, laissent des traces profondes dans l'iris. On les remarquait aisément et elles étaient très caractéristiques. Les préparations biologiques actuelles semblent laisser moins de traces dans l'iris, tout au moins constate-t-on moins de signatures colorées (mais les désordres n'en sont pas moins graves).

L'abus de sel de cuisine dans l'alimentation donne un anneau blanchâtre et vitreux juste au bord intérieur de l'iris. Parfois, les médicaments à base de bromure entraînent des effets analogues.

Chez les personnes âgées, on constate très souvent un empiètement régulier du blanc de l'œil sur l'iris, visible surtout dans la zone supérieure. Cet « arc de vieillesse » ressemble beaucoup à l' « anneau du sel » et peut signifier un vieillissement prématuré chez les gros consommateurs de sel.

Une belle bordure nette de l'iris est signe de jeunesse et de vigueur. L'impression peut toutefois être faussée par une autre forme de la bordure : un anneau plus foncé juste à la limite de la zone colorée, presque en contact ou parfois même réellement en contact avec le blanc de l'œil. Ce contraste du sombre sur le blanc à la limite de l'iris donne une forte impression de brillance et d'intensité. On l'appelle la « psore », et cette bordure trahit une tendance aux éliminations par la peau et les poumons ; on la rencontre couramment chez les eczémateux et les asthmatiques (on sait que l'asthme et l'eczéma vont souvent de pair).

Signification des déformations de la pupille (synéchies) (fig. 14) : D'une manière générale, si la pupille est de forme irrégulière, non circulaire, il y a possibilité de causes accidentelles, de défaut congénital, d'intoxication profonde, de déséquilibre nerveux affectant les muscles de l'iris.

Les déformations de la pupille peuvent présenter l'aspect suivant :

— En ovale incliné vers la droite (ou vers la gauche) : risques d'apoplexie et de paralysie du côté droit (ou gauche) du corps.

— En ovale vertical : risques d'apoplexie mortelle.

— En ovale horizontal : prédisposition aux troubles cardiaques.

— Partie supérieure affaissée : possibilité de ramollissement cérébral (fig. 14).

Précisons que ces interprétations sont données sous toutes réserves. Il ne faut jamais se baser sur un seul signe.

PREMIERE PARTIE

troubles et maladies des yeux

Les petits losanges noirs (♦) suivis d'un numéro indiquent les paragraphes de la deuxième partie auxquels il faut se reporter.

CHAPITRE II

Causes des troubles et maladies des yeux

1. Les yeux, partie intégrante de l'organisme

Quelles peuvent être les causes des troubles visuels et des « maladies » des yeux ? Cette recherche des causes nous permettra de déterminer les moyens de sauvegarder la santé des yeux et, éventuellement, de rétablir l'aptitude visuelle et l'intégrité fonctionnelle et structurelle de l'organe de la vision.

Les maladies des yeux se présentent comme la conséquence de modifications pathologiques survenues dans les structures oculaires. Ces modifications pathologiques résultent elles-mêmes de désordres fonctionnels non seulement dans les yeux mais encore dans d'autres parties du corps. La vision défectueuse est souvent la conséquence de tels changements, mais elle peut tenir encore à des causes telles que le surmenage visuel, causes purement fonctionnelles.

On peut distinguer :

— Les *troubles d'accommodation* de l'œil, ou vices de réfraction : myopie, presbytie, hypermétropie, astigmatisme...

— Les *« maladies » des yeux* proprement dites : cataracte, glaucome, iritis, névrite optique, etc., et des annexes : blépharite, etc.

Beaucoup de maladies des yeux sont présentes lorsqu'il se produit des défauts de la vision. Parfois, même, ces affections se compliquent de cécité.

2. La futilité des traitements locaux

Il est vain de ne « traiter » que la cornée, si celle-ci est atteinte ; de ne viser que les troubles de tension interne des humeurs de l'œil ; de ne considérer que le cristallin seul « malade » dans la cataracte, etc.

La médecine et l'hygiène médicale ne soignent guère que localement. Les causes de la maladie sont considérées comme locales, telle l'irritation par un agent dit pathogène (acide, microbe...). Des facteurs tels que l'abus dans l'usage des yeux, l'irritation externe des yeux par les gaz ou autres produits chimiques, par la fumée du tabac, par des agents physiques, sont à prendre en considération, sans aucun doute, mais leur importance, dans les « maladies » des yeux, est toute secondaire dans la plupart des cas.

Infiniment plus important dans les maladies des yeux et les troubles visuels est l'état de santé général du corps. Une observation soigneuse et objective montre aisément que le patient a présenté précédemment une suite de « maladies » ou d'indispositions qui se sont manifestées plus particulièrement au niveau de certains organes autres que les yeux (foie, intestins, reins, vaisseaux, cœur...).

3. Recherchez les causes

Les soins hygiénistes, par l'élimination des causes générales et locales, permettront seuls de venir à bout de ces maladies et défauts acquis de l'œil. Et ce résultat sera atteint non pas en cachant, en combattant, des symptômes, mais bien en permettant à l'organisme de se désintoxiquer, d'élever son niveau de santé, de restaurer son énergie nerveuse et sa structure.

C'est l'ignorance des vraies causes de la maladie qui empêche le patient de diriger ses efforts dans la bonne voie. Le malade n'est pas éduqué ; il est habitué à penser qu'un apport de vitamines, qu'un médicament, qu'une intervention chirurgicale, lui rendront une bonne vue. Il attend tout de l'extérieur, d'une drogue-miracle, mais personne ne l'engage à faire des efforts personnels dans le sens de la vraie santé. Les causes réelles sont perdues de vue. Les traitements médicaux pour les « maladies » des yeux, comme pour toutes les autres affections, sont anti-naturels, suppressifs ; ils fatiguent et intoxiquent le patient ; ils épuisent les réserves vitales ; il se produit alors une irritation et une destruction locale des tissus que l'on prétendait guérir.

4. Conditions et facteurs de bonne ou mauvaise vision

Dans l'état de santé, les réponses du cerveau sont rapides et exactes. Les sensations sont d'autant meilleures que l'image formée sur la rétine est plus précise et lumineuse. D'où la nécessité :

— *De mouvements adéquats de l'œil* (grâce au jeu correct des muscles externes).

— *Du bon état des organes que traversent les rayons lumineux* (cornée, cristallin, humeur, pupille).

— *Du bon état et du jeu correct des muscles internes* (de l'iris, du corps ciliaire).

— *De la santé des cellules du nerf optique et du cerveau.*

Les centres de la mémoire jouent un rôle capital dans le mécanisme de la vision ; ils permettent reconnaissance et association. Les perceptions familières donnent lieu à une meilleure « reconnaissance » que les perceptions inhabituelles. On voit rapidement et bien, ce dont on a d'avance formé une image nette dans le cerveau.

*
* *

5. Les microbes ne sont pas en cause

Quant aux microbes, ils ne sont pas des causes de maladies. Ils apparaissent et prolifèrent sur des terrains favorables, chargés de toxines, malades, mais ils ne créent pas la maladie. Un sujet sain n'est nullement affecté par la présence des microbes.

Les produits qui détruisent les microbes et bacilles sont nocifs pour l'organisme lui même. Le malade ne bénéficie pas de tels traitements destructeurs.

Les vaccinations, censées créer une immunité à l'égard de certaines sortes de microbes, ne sont pas admises par l'Hygiénisme, qui vise à l'acquisition et à la sauvegarde de l'immunité naturelle, conséquence de la vraie santé.

*
* *

6. Quelles sont les vraies causes ?

La cause de base est la toxémie, caractérisée par la présence dans le sang, la lymphe, les sécrétions, les cellules, de toute substance (de quelque source et de quelque nature que ce soit) qui, en quantité suffisante, altère le fonctionnement de l'organisme.

Quelles sont les causes premières de la toxémie, cause immédiate de la maladie ?

a) L'Alimentation

Une nourriture composée de produits dévitalisés, industrialisés, conservés chimiquement, empoisonnés, ne peut certainement pas apporter au corps les substances dont il a besoin (en particulier les minéraux, les vitamines et les oligo-éléments). La suralimentation crée un milieu acide tout en affaiblissant les réserves d'énergie nerveuse. La consommation excessive de protéines animales, de graisses animales (beurre, fromage, œufs...), l'utilisation régulière des graisses et huiles cuites, l'abus des farineux (pain, pommes de terre, céréales...) ont les conséquences les plus fâcheuses sur l'état de santé. Ainsi apparaissent des troubles tels que l'arthritisme, le rachitisme, l'artériosclérose, les affections des reins, du foie, du système digestif, désordres qui passent presque inaperçus pendant un certain temps mais annoncent la dégénérescence organique. La vue s'affaiblit progressivement mais, l'habitude étant maintenant quasi universelle de porter des lunettes, personne n'y prend plus garde. Or, la vue ne doit perdre que très peu d'acuité avec l'âge.

Certains troubles de la vue sont nettement en rapport avec des carences, en particulier carences en vitamine A. Mais le patient peut absorber suffisamment de ces vitamines, qui sont tout simplement détruites au cours des processus digestifs et non ou insuffisamment assimilées. Apporter des vitamines complémentaires ne constitue pas la solution rationnelle, dans la majorité des cas, *a fortiori* si ces vitamines sont synthétiques et inassimilables.

b) L'Hygiène de vie

L'énervation et la toxémie ne sont pas imputables qu'à la mauvaise qualité de la nourriture. Quelles sont les principales fautes d'hygiène ?

— **Excès :** surmenage, suralimentation, excès sexuels, excès de dépenses physiques, surexposition au soleil, bains trop chauds ou trop froids, trop prolongés, températures extrêmes, etc.

— **Déficiences :** manque de sommeil et de repos, manque d'air, de lumière, de soleil, d'exercice, etc.

— **Stimulation :** l'habitude presque générale de prendre des excitants et stimulants occasionne une dissipation d'énergie très préjudiciable. Le tabac, l'alcool, le thé, le café, le cacao, le chocolat, le sel, les condiments, les « remèdes », les médicaments, les pratiques dites « guérisseuses », produisent l'énervation.

— **Emotions :** la peur, l'angoisse, l'anxiété, la colère, la haine, l'envie, la jalousie, l'insatisfaction, etc., ainsi d'ailleurs que l'excès d'émotions dites « constructives » : excès de joie, d'exaltation mystique, etc., produisent l'énervation.

Ces facteurs occasionnent une réduction de la quantité disponible d'énergie nerveuse. Ils sont à la base de l'énervation, cause lointaine de la toxémie, celle-ci étant la cause immédiate de la maladie.

Note sur le tabac. Le tabac est toujours très nocif pour les yeux et la vue. Beaucoup de ravages sont constatés même chez des fumeurs dits « raisonnables ». En ce qui concerne la cécité des couleurs, on observe une proportion plus élevée d'hommes fumeurs que de femmes. La cécité des couleurs est due principalement à l'absence ou au mauvais fonctionnement de certaines cellules rétiniennes, mais il n'en reste pas moins vrai que la capacité de distinction des couleurs peut avoir pour causes la mauvaise santé générale, le recours aux médicaments, les mauvaises habitudes telles que fumer, absorber de l'alcool, recourir aux drogues, etc. D'autre part, la fumée du tabac irrite extérieurement l'œil, indépendamment du fait que les poisons (nicotine et goudrons) que cette fumée dépose dans la bouche et les poumons passent dans le sang où ils jouent un rôle néfaste.

c) Les causes locales

Les yeux sont directement affectés par la mauvaise utilisation et le surmenage, l'insuffisance de cillement, le port de lunettes, l'usage de médicaments locaux (atropine, cortisone, antiseptiques, etc.), la chirurgie, les fumées et émanations chimiques et toxiques, certains rayons, etc.

En particulier, à cause de l'insuffisance de cillement, la conjonctive est mal nettoyée ; il se produit une irritation cellulaire locale due à la stagnation des fluides sur la sclérotique ; l'œil ne se repose pas suffisamment (voir ♦ 36).

Note sur les dangers invisibles. L'œil ne perçoit qu'une faible gamme de rayons lumineux allant du rouge foncé au violet, mais d'autres rayons, situés au-delà et en deçà de cette gamme et que l'œil humain ne peut détecter, peuvent être très nocifs : les ultraviolets (U.V.) et les infrarouges. La plupart des sources d'énergie lumineuse émettent une importante quantité de ces rayons invisibles.

Les infrarouges sont rapidement détectés par la peau (sensation de chaleur). Des dangers réels guettent ceux qui travaillent longtemps devant des sources thermiques : la cornée et le cristallin s'échauffent et parfois blanchissent (comme le blanc d'œuf chauffé). Il est donc prudent de ne jamais lire devant une source de chaleur : radiateur, poêle...

Les ultraviolets ne sont pas détectés immédiatement par l'œil ni par un autre organe sensoriel, mais leur action est perçue après une longue exposition : brûlures de la peau. L'alerte est tardive. Dans certains cas, des U.V. très puissants peuvent très rapidement blesser l'œil (coup d'arc dû aux U.V. émis par des arcs électriques, troubles consécutifs à une exposition prolongée au soleil ardent en haute montagne, en mer, dans le désert, etc.). C'est dans ce cas que des lunettes de soleil et des verres teintés sont temporairement utiles.

7. Les relations de causes à effets

A cause de tous ces facteurs d'affaiblissement, d'intoxication, de dégénérescence et de sénilité, les artères durcissent et se sclérosent, les tissus perdent de leur vigueur et de leur élasticité, les fonctions organiques deviennent moins actives. La vue en subit les conséquences, tout comme l'ensemble des cellules, des tissus, des organes.

De nombreuses « maladies » des yeux sont en réalité des inflammations de la muqueuse qui protège ces organes : la conjonctive. Cette muqueuse n'est pas essentiellement différente de celle qui tapisse le nez, la bouche, la gorge, l'oreille moyenne, les bronches, l'œsophage, l'estomac, les intestins, etc. Leur origine est commune ; les fonctions qu'elles remplissent et leur action sont semblables. Quand une partie de la muqueuse est irritée à un certain endroit, cette irritation tend à s'étendre aux autres parties, si l'intoxication sous-jacente persiste. C'est ainsi qu'une inflammation de la bouche s'étend souvent au nez, aux oreilles, aux yeux. Le mucus sécrété par la muqueuse est le signe du catarrhe (inflammation). Localisé à la muqueuse qui entoure l'œil, le catarrhe peut ensuite s'étendre à l'œil proprement dit. De même, un eczéma qui intéresse à l'origine une partie du visage proche de l'œil peut se communiquer progressivement à celui-ci.

Les « maladies » qui accompagnent généralement les affections des yeux (diabète, hypertension artérielle, mal de Bright, etc.) ne sont nullement les causes de ces affections des yeux : toutes sont l'expression du trouble général de la santé organique. Ne confondons pas les symptômes avec les causes.

8. L'esprit et la santé des yeux

Tout ce qui est favorable au mental l'est à la vision

Pourquoi ceux qui visitent une ville pour la première fois voient-ils plus de choses que ceux qui y habitent ? Parce que leur mental est détendu ; leur œil est « neuf » ; leur esprit est alerte et chaque chose qu'ils rencontrent est notée.

La santé des yeux va souvent de pair avec la détente mentale. Les sourds, qui se tendent pour écouter, ont souvent de mauvais yeux.

Les yeux se fatiguent moins à la lecture d'un ouvrage intéressant que lorsqu'il s'agit de résoudre des difficultés que l'on n'apprécie guère au cours de la lecture.

On a observé aussi que des enfants, à cause de l'angoisse, devenaient myopes lorsqu'ils étaient séparés de leurs parents.

CHAPITRE III

Dangers des opérations chirurgicales et des lunettes

1. Le point de vue hygiéniste

— Ils font perdre de vue les vraies causes des troubles, et ils n'éliminent pas ces causes.

— Ils ne permettent nullement la stabilisation.

— Ils n'excluent pas la possibilité de complications et rechutes. (Après l'opération de la cataracte, par exemple, le décollement de la rétine est fréquent.)

— Au contraire, à cause de l'affaiblissement consécutif du patient et de l'intoxication accrue par les médicaments, les pratiques médicales et chirurgicales sont souvent suivies d'une aggravation des troubles généraux et locaux ; la vision s'en trouve généralement affaiblie.

— Ils n'empêchent pas l'extension à l'autre œil.

— Ils ne rétablissent donc pas une vision normale.

— Ils sont parfois très dangereux (altérations graves de tissus et nerfs).

2. Pourquoi les lunettes sont nuisibles

L'œil normal (emmétrope) accommode de lui-même. Mis à part les défauts héréditaires (parfois impossibles à corriger), tout trouble de l'accommodation tient à des causes bien définies. Le moyen le plus rationnel est, nous le répétons, de rectifier les causes. Mais la méthode médicale habituelle de palliation des symptômes a entraîné à utiliser des lentilles correctrices (lunettes) sans se préoccuper des causes. Les lunettes sont nuisibles pour les raisons suivantes :

— Elles ne procurent qu'une amélioration temporaire.

— Elles ne tiennent nullement compte des vraies causes des troubles. Elles ne rectifient pas les déséquilibres de tension et d'action des muscles internes et externes de l'œil ; les modifications dans la composition et le volume des humeurs ; les troubles du cristallin, de la rétine, du nerf optique ; l'état de la conjonctive et des organes annexes de l'œil. Elles ne réduisent pas l'extension d'une inflammation ou d'une affection d'une autre partie du corps.

— Elles font perdre de vue les causes et entraînent à des traitements médicaux et chirurgicaux nocifs.

— Elles ne sont jamais parfaitement adaptées à l'œil. Les muscles, déjà fatigués, sont obligés de s'adapter aux verres ; leur utilisation a donc pour conséquence une déformation accrue du globe oculaire et de ses structures ; ce sont des « béquilles déformantes ».

— Le regard perd de sa mobilité à cause du rétrécissement du champ de vision imposé par les cercles bordant les verres. La tête se tourne pour compenser d'insuffisants mouvements des muscles externes de l'œil. Ceux-ci, inactifs, perdent de leur tonus.

— Les facultés d'accommodation naturelles se réduisent. Les muscles internes et externes ne travaillent plus normalement. Inexercés, ils s'atrophient inexorablement.

— Quant aux verres de contact, en plus des reproches adressés aux lunettes en général, ils ont encore des inconvénients supplémentaires : ils risquent de blesser les surfaces contre lesquelles ils sont appliqués ; ils empêchent la cornée d'être baignée par les larmes protectrices.

« Le cristallin est idéal et naturel, actif, adaptable. Le verre est artificiel et expérimental, fixe, rigide. » (Shelton)

3. Dangers des verres teintés

— Le verre constitue un milieu réfringent qui entraîne toujours des difficultés accrues d'accommodation.

— L'accommodation des yeux à la lumière et à l'ombre, à la couleur, est indispensable à la santé de la rétine. Avec les verres fumés, elle est imparfaite. Il faut y voir une des causes des décollements de rétine.

— L'influence stimulante des rayons lumineux est empêchée par les verres teintés et même, dans une certaine mesure, par les verres non teintés.

4. Faut-il briser ses lunettes ?

Quand le porteur de verres a compris le rôle néfaste joué par les lunettes, qui rendent permanent un défaut généralement provisoire s'il est bien soigné, il est tenté de briser ses lunettes sur-le-champ. Mais peut-il les écarter sans transition ? N'est-ce pas trop demander ?

Chaque fois que possible, dès le début des soins hygiénistes, il y a intérêt à se libérer des verres. Les résultats obtenus sont toujours plus rapides.

Il n'est cependant pas possible dans tous les cas d'abandonner ses lunettes sans transition. Certaines obligations sont réelles (travaux très précis, conduite d'une voiture la nuit, etc.).

Nous proposons deux solutions à ceux qui ne peuvent se séparer brutalement de leurs verres :

1) Garder les lunettes, dont les verres correcteurs seront de plus en plus faibles, jusqu'au moment où il sera possible de les rejeter ;

2) S'habituer à rester chaque jour de plus en plus longtemps sans lunettes.

Quelle que soit la solution (les deux peuvent d'ailleurs être combinées), les yeux se réhabituent progressivement. Les résultats sont souvent étonnants après quelques semaines. Pour s'en convaincre, il suffit alors d'essayer les lunettes du début, que l'on jugera beaucoup trop fortes.

En tout cas, ne jamais garder les lunettes au cours des exercices des yeux.

En ce qui concerne les verres colorés, exceptionnellement ils pourront être gardés dans certaines occasions telles que le séjour prolongé devant le soleil très ardent réfléchi par l'eau, la neige ou le sable, la conduite d'une voiture face au grand soleil, etc. Certains hygiénistes conseillent exceptionnellement les verres teintés pendant le stade aigu de certaines affections : névrite optique, par exemple. Il ne faut toutefois pas en faire une règle constante. Encore faudra-t-il s'assurer de la qualité des verres, qui devront être optiquement plans ou peu bombés et sans aberration.

5. L'aspect psychologique du problème des lunettes

N'oublions pas cet aspect du problème. Certains timides et angoissés, ceux qui sont atteints d'un « complexe de fuite », se réfugient derrière leurs verres comme ils le feraient derrière les vitres ou les volets de leurs fenêtres. Pour eux tout spécialement, une rééducation psychologique s'impose.

Nous ne mentionnerons que pour mémoire le snobisme, qui porte de nombreuses personnes à exposer des accessoires censés pouvoir les valoriser...

CHAPITRE IV

L'accommodation et ses troubles

1. Généralités sur l'accommodation

Un objet est vu nettement lorsque l'image formée sur la rétine est nette. Cette condition se trouve remplie naturellement, dans l'œil normal, pour tous les objets situés au-delà de 60 mètres. En deçà de 60 mètres, l'image rétinienne deviendrait floue si l'œil n'accommodait pas, c'est-à-dire s'il n'augmentait pas son pouvoir convergent, d'autant plus que l'objet est plus proche :

— Par déformation du cristallin.
— Par modification de la longueur du globe oculaire (fig. 16).

Le pouvoir accommodateur de l'œil a une limite déterminée par le maximum de déformation du cristallin et du globe oculaire. A cette limite, correspond une distance minimale de vision distincte, telle que l'œil ne peut plus accommoder pour les distances plus petites. Elle varie avec l'âge et l'état de santé.

La **réfraction** est le changement de direction que subit un rayon lumineux en passant dans les divers milieux transparents de l'œil.

L'œil au repos est dit normal ou **emmétrope** lorsque l'image d'un point lumineux éloigné se forme exactement sur le plan de la rétine. S'il en est autrement, l'œil est dit **amétrope.**

L'amétropie comprend la *myopie,* l'*hypermétropie* et l'*astigmatisme.*

L'homme doit pouvoir travailler sans fatigue à la distance normale de 32 à 40 centimètres. Sinon, il y a trouble d'accommodation.

Autrement dit, lorsque l'œil fonctionne normalement, il est automatiquement dirigé par les muscles externes vers l'objet de l'attention et l'image de cet objet vient se former exactement sur la partie sensible de la rétine (macula). Les rayons lumineux traversent, nous le savons, la cornée, le cristallin, l'humeur aqueuse et le corps vitré. *L'accommodation est bonne grâce au jeu correct du cristallin* (commandé par le corps ciliaire) *et aux muscles externes.* Tout ce mécanisme est entraîné automatiquement (involontairement) à la suite des impressions reçues sur la rétine.

L'**amblyopie** est la diminution de l'acuité visuelle.

Dans l'**asthénopie,** faiblesse de la vue, il est impossible d'utiliser les yeux pendant un temps un peu prolongé sans douleur, larmoiement, brûlures, migraine, névralgies, insomnie... Ce trouble commun est dû à l'affaiblissement des muscles et nerfs accommodateurs. Les lunettes sont généralement prescrites, mais elles contribuent à affaiblir le pouvoir accommodateur de l'œil.

Dans la **diplopie,** un même objet est vu en double. Ce trouble cesse quand on ferme un œil ; il est alors dû à un défaut de convergence des deux axes optiques des deux yeux, provoqué par la paralysie ou le mauvais état de certains muscles de l'œil, ou encore par le strabisme.

Dans le **nystagmus,** plus grave que la diplopie, les globes oculaires ne sont pas dirigés d'une manière stable vers l'objet mais oscillent et palpitent avant fixation, suivant des mouvements rythmiques et involontaires. Dans les cas accentués, il peut n'y avoir aucune « fixation » mais un papillonnement constant. Il s'agit alors d'une véritable « maladie » de l'œil, qui survient après un surmenage, des chocs émotionnels, des désordres alimentaires, le recours aux drogues... On le trouve aussi au cours d'affections nerveuses telles que la sclérose en plaques. L'hérédité est quelquefois en cause.

Dans la grande myopie, également, à cause du non-usage de la macula, le cerveau essaie de percevoir par la macula, d'où des efforts permanents de l'œil pour se placer correctement face à l'objet.

Le nystagmus se rencontre quelquefois parmi ceux qui vivent à l'obscurité (mineurs) et essaient de distinguer les objets à la faible lumière.

*
* *

2. Etude des défauts visuels

a) Astigmatisme

Définition. Vice de réfraction et d'accommodation dans lequel les objets sont vus déformés. L'image d'un point n'est plus alors un point sur la rétine, parce que le foyer des rayons lumineux n'est pas unique. L'astigmate a une mauvaise vue de près comme de loin.

L'œil normal voit également bien tous les diamètres. L'œil astigmate distingue mieux certains diamètres et les voit plus noirs. Les autres apparaissent plus gris et parfois déformés (fig. 16).

Test pour le diagnostic de l'astigmate : voir fig. 18 et carte-test.

Causes. Certaines causes peuvent être rapportées à des défauts du cristallin, par exemple, ou à un vice constitutionnel de la structure oculaire, ou encore à un fonctionnement défectueux du corps ciliaire qui commande les déformations du cristallin.

Nous l'avons vu d'autre part : il se peut qu'un ou plusieurs muscles oculaires externes soient trop tendus. Pour compenser la tendance de l'œil à se diriger dans un sens, le muscle opposé doit exercer une tension contraire. Cette traction de part et d'autre du globe provoque une distorsion de celui-ci et la netteté de l'image rétinienne en est affectée. D'où l'importance de la bonne santé des muscles et de l'influx nerveux qui les commande.

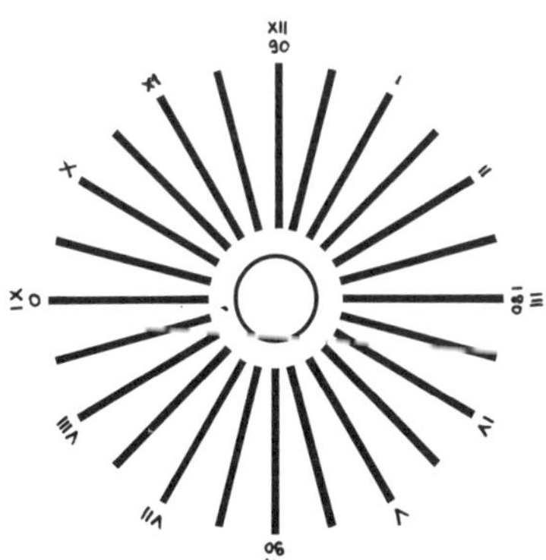

Fig. 18. — **Cadran solaire pour la détection de l'astigmatisme**

Soins hygiénistes : Réformer l'alimentation (♦ 1). Forte réduction des farineux et sucres ; aliments naturels et alcalinisants. Régime de désintoxication (♦ 6) avec reprise progressive (♦ 7,9). Des jeûnes courts périodiques (♦ 5) sont très utiles. S'il existe simultanément d'autres troubles de santé, appliquer le programme de soins hygiénistes adéquats.

Hygiène générale : ♦ 11.

Exercices pour les yeux :

— Supprimer les lunettes (chap. III, 4).

— La relaxation est essentielle (♦ 35 et suiv.).

— Exercices des muscles externes, particulièrement exercice de l'horloge (♦ 51).

— Accommodation à différentes distances (♦ 53 et suiv.).

— Attention, mémoire, imagination (♦ 77).

— Lecture des caractères microscopiques (♦ 90) et utilisation de la carte-test.

— Exercice des pointillés (♦ 71).

Plusieurs mois sont généralement nécessaires. Persévérer.

b) Hypermétropie

Définition. Dans l'œil hypermétrope, l'image se forme en arrière de la rétine. La vision éloignée n'est pas affectée car elle est corrigée par le jeu de l'accommodation. Mais celle-ci entraîne de la fatigue et des troubles divers (Fig. 16).

Causes. Soit un raccourcissement du globe oculaire ; soit, chez les personnes âgées, durcissement et aplatissement du cristallin.

Soins. Alimentation et hygiène générale : comme pour l'astigmatisme ci-dessus.

Exercices conseillés :

— Supprimer les lunettes.

— Cillement (♦ 36).

— Exercices d'accommodation à différentes distances (♦ 53). Apprendre à voir et lire de très près: Lecture des caractères microscopiques (♦ 90). Exercice des pointillés (♦ 71).

— Exercices de correction des illusions d'optique (♦ 97).

c) Myopie

Définition. Vue courte. Il y a myopie quand l'image du point lumineux éloigné se forme en avant de la rétine. Le myope voit mal de loin et cligne des paupières pour mieux voir. Il voit généralement les objets plus allongés dans le sens horizontal : circonférence en ovale ; carré en rectangle (Fig. 16).

On peut distinguer 3 degrés :

— La myopie légère, jusqu'à 2 dioptries.

— La myopie moyenne, jusqu'à 4 dioptries.

— La myopie accentuée, au-delà de 4 dioptries.

Causes. *« C'est souvent le résultat de la mauvaise nutrition et de la toxémie. Des études sérieuses sur la myopie en Angleterre montrent que ce trouble est d'autant plus fréquent que les conditions de vie sont plus mauvaises. La myopie n'est pas une des conséquences du jeûne. Celui qui se soumet à un jeûne acquiert généralement une meilleure vision. J'ai vu plus d'un myope abandonner les lunettes après quelques jours de jeûne et ne plus jamais les utiliser ensuite. »* (Shelton)

La myopie débute généralement dans l'enfance : l'enfant est mal alimenté ; son hygiène générale est défectueuse ; il regarde et lit avec tension parce que, d'une manière générale, il est nerveux et angoissé. Les enfants hypersensibles sont soumis à une rude épreuve lors de leur adaptation à la vie scolaire.

L'accroissement du nombre de cas de myopie va également de pair avec l'augmentation des traitements médicaux, des vaccinations, de l'ablation des amygdales.

Le décollement de rétine est fréquent chez les grands myopes.

Soins. Avec les traitements médicaux, l'état s'aggrave sans cesse, et les lunettes sont automatiquement conseillées.

Pour les hygiénistes, la régression du trouble est presque toujours assurée et le rétablissement fréquent.

— Il faut rejeter les lunettes dès que possible, directement dans les cas moyens, progressivement dans les cas accentués.

— Réformer l'alimentation (voir pour l'*astigmatisme*).

— Corriger les habitudes d'hygiène générale. Un « traitement psychologique » est souvent nécessaire, afin de réduire l'inquiétude et les « complexes ».

Exercices pour les yeux indispensables pendant un temps souvent long : le port prolongé de lunettes a entraîné un regard fixe. La tension a empêché un cillement correct. Il faut donc mobiliser les muscles. La pupille est souvent dilatée. D'autre part, le myope a tendance à allonger le cou pour voir de près, et il en résulte une crispation de cette région.

— Séances de palming courtes (♦ 35). Balancement (♦ 39). Relaxation (♦ 35 et suiv.). Respiration. Cillement.

— Mobilisation des muscles externes (♦ 47 et suiv.).

— Accommodation centrale et mobilisation des muscles internes (♦ 53, 71).

— Soleil (pour la mobilité pupillaire) (♦ 113).

— Apprendre à lire de plus en plus loin (♦ 88).

— Mémoire et imagination (♦ 77).

— Les exercices de correction des illusions d'optique sont particulièrement favorables (♦ 97).

— Couleurs généralement préférées par les myopes : bleu, vert olive, ambre.

Ne pas trop faire lire de livres à l'enfant myope.

d) Presbytie

Définitions et causes. Perte progressive de l'élasticité du cristallin et de la capacité générale d'accommodation de l'œil. Elle est censée commencer aux environs de l'âge de 40 ou 45 ans. Les yeux sont supposés devenir inévitablement plus faibles après 40 ans. Pourquoi les pianistes ont-ils des doigts alertes à 60 ans comme à 20, et pourquoi leurs yeux ne devraient-ils pas rester en bonne santé eux aussi ?

Le presbyte est incapable de distinguer clairement les objets à distance normale, de voir de petits objets ou de distinguer clairement des objets dans une faible lumière. Les yeux sont sclérosés et s'ajustent mal : perte d'élasticité du cristallin, des muscles, perte de clarté des humeurs.

Les causes sont exactement les mêmes que celles de l'asténopie et de la mauvaise santé en général : l'énervation et la toxémie à cause de la mauvaise alimentation et de l'hygiène de vie incorrecte.

Soins hygiénistes : La désintoxication est primordiale. Alimentation très réduite (♦ 5 et suiv.) avec périodes de jeûne rythmé si possible. Puis, régime (♦ 7).

Bain de soleil (♦ 12). Hygiène générale stricte.

Exercices d'assouplissement chaque jour (♦ 21 et suiv.).

Gymnastique des yeux (1/2 h chaque jour, pendant plusieurs mois) :
— Palming et exercices de relaxation (♦ 35 et suiv.).
— Exercices ombre-lumière (♦ 113).
— Accommodation à des distances variables (♦ 53).
— Exercices pour les muscles externes (♦ 47 et suiv.).
— Lecture des caractères microscopiques (♦ 90) et carte-test.
— Exercice des pointillés (♦ 71).
— Abandonner les lunettes.

e) Strabisme

Définition. Le sujet « louche » : les deux yeux ne visent pas la même direction. Le strabisme peut être interne (convergent) ou externe (divergent). On distingue encore : le strabisme concomitant (avec déviation oculaire constante, dans les différentes directions du regard) et le strabisme paralytique (la déviation des globes est variable). Price décrit 3 sortes de strabisme :

— Le *strabisme latent,* qui affecte de nombreuses personnes. La tension des muscles des deux yeux n'est pas bien équilibrée ; l'effort pour bien voir entraîne des maux de tête, la douleur, l'asténopie quand le repos n'est pas suffisant.

— Le *strabisme occasionnel.* Les yeux sont normaux à certains moments mais louchent quand la fatigue apparaît (les deux premières formes sont souvent liées).

— Le *strabisme permanent,* dû à la contraction ou au raccourcissement permanent de certains muscles externes. Quelquefois aussi, il y a traumatisme chirurgical (fig. 19).

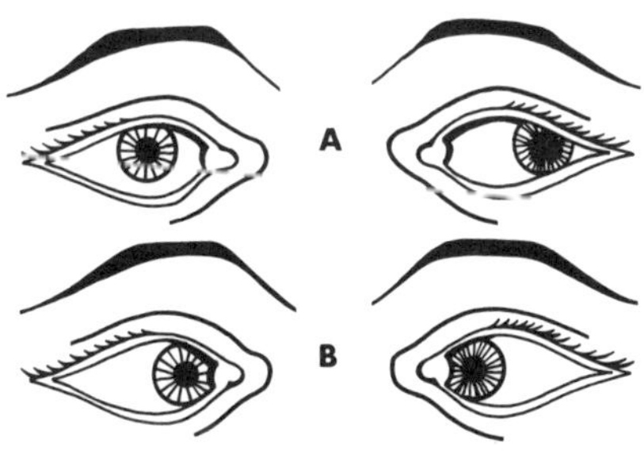

Fig. 19. — **Strabisme**
a) divergent (œil gauche) - b) convergent (des 2 yeux)

Causes. Le strabisme est dû à la contraction et au raccourcissement de certains muscles oculaires externes. La contraction est habituellement en rapport avec la tension nerveuse excessive.

Les strabiques sont souvent des hypersensibles. Leur trouble est comparable à l'asthme et au bégaiement. Les enfants strabiques sont souvent des jaloux, attachés à leur mère (ou à leur père) et à leurs jouets. Ils cherchent à accaparer tout ce qui se trouve autour d'eux.

Les chocs émotionnels violents sont parfois suivis de strabisme.

Les erreurs alimentaires et d'hygiène générale sont fréquemment constatées chez les strabiques.

Le strabisme s'observe ou s'accentue souvent pendant les périodes de fatigue nerveuse ; également au moment de la sortie des dents chez les bébés.

Observons que la macula n'est pas entièrement formée avant l'âge de 6 mois. L'enfant qui louche avant cet âge ne doit pas être considéré comme strabique, puisque chez lui l'accommodation centrale n'est pas encore réalisée. Afin d'obtenir une bonne formation de la macula, il est conseillé de ne pas faire regarder de près des objets aux jeunes enfants ni de pendre des jouets juste au-dessus d'eux.

Une surface quelconque de la rétine peut acquérir une sensibilité très accrue par l'exercice (la fonction développe l'organe). Ce fait est prouvé par l'existence d'une *fausse macula* chez certains strabiques. Cette deuxième tache jaune, utilisée régulièrement, permet de voir plus nettement que la vraie macula, délaissée. C'est pourquoi de nombreux strabiques voient nettement tout en semblant regarder ailleurs. Un seul œil ou les deux yeux peuvent avoir une fausse macula.

Importance de la rééducation. L'exercice correct permettra donc de redonner à la vraie macula toute son intensité. Peu à peu, l'accommodation, due en grande partie aux réflexes mis en jeu lors de l'impression de la rétine, redeviendra correcte. Retenons donc que la sensibilité de la rétine peut être améliorée dans des proportions considérables par des exercices d'attention dirigée, tendant à faire se former l'image sur le même point précis de la rétine. D'où l'importance des exercices d'accommodation centrale et de convergence (de fusion) des deux images obtenues par les deux yeux pour le même objet.

Quelle que soit la méthode utilisée, il faut non pas soigner des yeux mais un individu. Tout traitement tendant à corriger le strabisme en s'en tenant aux soins locaux se révélera souvent inefficient. Bien entendu, il est possible de « corriger » ce défaut uniquement par des verres, mais il n'y a pas proprement remise en ordre.

Soins hygiénistes pour la remise en ordre. Améliorer la nutrition générale. L'alimentation correcte permettra de réduire la nervosité et la toxémie (♦ 1).

Corriger l'hygiène générale (♦ 11).

Exercices d'assouplissement, de respiration, de relaxation générale (chap. X).

Eliminer les causes de tension et surmenage ; redonner confiance au sujet.

Gymnastique des yeux :

— Palming, balancement, exercices pour l'attention et l'imagination (♦ 35, 39, 77).

— Cultiver la flexibilité des muscles des yeux, des paupières, du visage (♦ 37, 53). Accommoder à différentes distances.

— Faire les exercices spéciaux pour le strabisme (♦ 72).

— Entraîner la convergence et la fusion correcte des images (acte principalement mental). Perfectionner le sens de la vision stéréoscopique et le sens de la profondeur. Par exemple, durant le palming, imaginer un vase de fleurs au milieu d'une pièce et une personne passant derrière, ou une statue au milieu d'une place publique contournée par un défilé de personnes.

— Exercices de correction des illusions d'optique (♦ 97).

Pour la fusion et la convergence des images, on se sert d'appareils tels que l'amblyoscope. Si on ne dispose pas d'un tel appareil, se contenter des exercices que nous conseillons et qui sont souvent aussi efficaces.

— Abandonner les lunettes dès que possible (♦ 33).

— Entraîner particulièrement l'œil affecté en cachant l'autre. Marcher souvent un œil fermé et effectuer ainsi les actes habituels de la vie. Jouer à la balle.

— Le strabique recherche plutôt les couleurs sédatives ainsi que la couleur ambre.

— En ce qui concerne particulièrement les enfants strabiques, les asseoir près de leur mère du côté opposé à leur défaut (ces enfants ont peur de quitter leur mère et la regardent souvent).

CHAPITRE V

Les maladies des yeux et leurs remèdes

Note préliminaire : Les défectuosités de la vision, habituellement fonctionnelles, appelées vices d'accommodation ou défauts de réfraction, tels que myopie, hypermétropie, astigmatisme, etc., sont traitées par ailleurs ; elles sont dues à l'incapacité pour l'œil, dans son ensemble, de s'adapter à l'acte visuel physiologique et instinctif. Ici, nous traiterons de la pathologie de la structure de l'œil et de ses annexes.

Il est bon de rappeler que le fait, pour l'œil, d'être partie intégrante du corps, et non, comme on le pense généralement, un organe indépendant, sans relation vitale avec le reste du corps, signifie que la santé de l'œil dépend de celle de l'organisme tout entier. C'est surtout du côté de la tension nerveuse excessive, de l'énervation et de la toxémie que nous devons porter notre attention dans la recherche des causes des états pathologiques de la structure des yeux.

1. Troubles généraux

a) Albinisme

Définition. Etat résultant de l'insuffisance ou de l'absence complète de pigments dans la peau, l'iris (rose pâle), la choroïde (ce qui donne à la pupille une couleur rouge).

Les rayons lumineux sont mal supportés, d'où la nécessité de porter des lunettes à verres filtrants. Le nystagmus est habituel chez ces sujets.

Causes. L'albinisme vrai, généralisé, est héréditaire, avec cataracte congénitale fréquente.

Mais il existe un albinisme acquis, associé à l'astigmatisme extrême, à l'amblyopie consécutive à l'ophtalmie des nouveau-nés, à certains troubles nerveux, etc.

Soins. Aucune amélioration ne semble pouvoir être obtenue dans l'albinisme héréditaire.

S'il s'agit d'albinisme acquis, les soins seront ceux de l'affection concomitante, avec exercices de réadaptation à la lumière et aux couleurs (♦ 122 et suiv.).

b) Cécité

Définition. Incapacité de voir, partielle ou complète. Ce signe est le symptôme caractéristique. Diverses modifications de structure des yeux sont souvent observées.

Etiologie. La cause immédiate réside dans des modifications de structure : le cristallin, la rétine ou d'autres parties sont affectées, et la vision est rendue impossible. La cataracte, la destruction de la cornée, l'atrophie ou la destruction du nerf optique, le glaucome, une tumeur, les états pathologiques du cerveau, sont fréquemment impliqués. Ces états dépendent de causes générales pathologiques dans l'organisme. La cécité temporaire peut être observée dans les chocs, traumatismes, états hystériques, névrite optique, etc., mais est alors facilement curable.

Pronostic. Sauf dans les cas de cécité temporaire, le pronostic n'est généralement pas favorable. Seuls, quelques patients peuvent espérer retrouver la vue, totalement ou partiellement.

Soins. Toutes les causes de mauvaise santé doivent être recherchées et éliminées. Une bonne santé générale doit être retrouvée. Certains cas de cécité déjà installée depuis longtemps ont retrouvé la vue pendant un jeûne prolongé.

Pour le détail des soins, se reporter aux indications données ci-après, pour les affections observées avant l'apparition de la cécité.

c) Maux de tête et insomnie causés par les yeux

Le surmenage oculaire est-il la cause des maux de tête et de l'insomnie ?

Nombreux sont ceux qui ont été pourvus de lunettes pour « guérir » leurs migraines et « combattre » leur insomnie, et quelques-uns d'entre eux disent s'en trouver bien. Ils prétendent aussi que leurs troubles réapparaissent lorsqu'ils abandonnent leurs lunettes.

Il y a certainement du vrai dans ces affirmations, mais un tel remède n'est qu'un simple palliatif et n'atteint nullement les causes réelles du mal de tête (chap. III, 2).

Une excessive attention est donnée à une supposée fatigue oculaire alors qu'il s'agit en réalité d'un état général de toxémie et d'énervation. Perte d'énergie nerveuse, intoxication, métabolisme perturbé, voilà les vraies causes du mal de tête et de l'insomnie attribués au surmenage oculaire. *Lorsque la désintoxication est intervenue, les maux de tête, l'insomnie et les autres malaises concomitants cessent du même coup.*

La tension nerveuse est, avec l'alimentation incorrecte, à la source de la fatigue oculaire et, simultanément de l'insomnie.

Le programme de soins est très simple : corriger les habitudes, réformer l'alimentation, apprendre à se reposer à temps, ne pas se contracter en permanence, rejeter les verres.

Nota. — Lorsque des troubles visuels accompagnent certains maux de tête aigus, le cerveau peut être atteint dans l'intégrité de sa structure. Il s'agit alors de troubles importants consécutifs à des traumatismes violents ou à des altérations pathologiques à la suite de graves erreurs d'hygiène de vie et d'alimentation.

2. Troubles de la conjonctive et des organes annexes

a) Blépharite

Définition. Inflammation du bord de la paupière, qui s'épaissit, se couvre de croûtes à la base des cils (ceux-ci peuvent tomber).

Complications. Evolution possible vers l'ulcération, avec croûtes purulentes.

Causes. Toxémie, lymphatisme. Causes locales : irritation locale, surmenage visuel ou plutôt mauvaise utilisation des yeux.

Soins. Doivent être généraux (voir *Conjonctivite*). Grâce aux soins hygiénistes, le rétablissement est très rapide et sans rechutes ni complications.

b) Congestion de la conjonctive

Définition. Congestion de la délicate membrane qui borde intérieurement les paupières et couvre la partie visible de la sclérotique (blanc de l'œil), sauf la cornée transparente.

Symptômes. Rougeur de la sclérotique et des paupières, avec démangeaisons, piqûres, brûlures ; vision affaiblie et décharges de matières. Les larmes peuvent couler abondamment.

Etiologie. Résulte souvent de l'exposition des yeux à la fumée, au grand vent ou à d'autres influences localement irritantes (excès de lumière, U.-V.). Elle est souvent observée après des excès alimentaires ou après ingestion d'alcool. Elle est presque toujours associée à la rougeole, à la fièvre scarlatine, à la variole. Sauf quand elle est due à une irritation locale, elle est une expression de la toxémie organique (mais celle-ci est généralement sous-jacente, quelle que soit la cause immédiate et locale apparente).

Dans l'alimentation, sont particulièrement à incriminer les farineux et sucres, spécialement quand ils sont associés à des protides et à des fruits acides ; également, le sel, le café, les épices sont nocifs.

Pronostic. Bon par les soins hygiénistes.

Soins hygiénistes. Les yeux doivent être tenus propres : les lotionner à l'eau tiède. Le repos oculaire est indispensable, de même que d'autres mesures de désintoxication générale : jeûne (♦ 5) suivi d'un régime alimentaire naturel (♦ 7). Plus le cas est ancien, plus l'alimentation doit être réduite et les jeûnes fréquents, jusqu'à la disparition des troubles.

Exercices : palming (♦ 35) : 3 ou 4 périodes de 10 à 15 minutes chaque jour ; exposition au soleil, les yeux fermés, quelques minutes chaque jour (♦ 113).

Aucun autre soin n'est nécessaire.

c) Conjonctivite catarrhale

Définition. Inflammation catarrhale de la conjonctive. Elle peut être aiguë ou chronique.

Symptômes. Elle débute par la sécheresse et la brûlure des yeux, comme s'il se trouvait un corps étranger sur la conjonctive. Les paupières se gonflent et alors survient une abondante sécrétion de liquide clair, puis de mucus et, enfin, de liquide muco-purulent. L'alimentation et les médicaments accroissent les douleurs et prolongent les troubles.

Etiologie. L'énervation et la toxémie bâtissent un état catarrhal du corps et cet état s'étend à la muqueuse oculaire. Les excès de sucre, de bonbons, de pain, de céréales, de pâtisserie, etc., sont les causes principales de cet état catarrhal, qui devient fréquemment chronique.

Pronostic. Favorable par les soins hygiénistes.

Soins. Cesser l'alimentation tant que persiste l'inflammation (♦ 5). Lotionner les yeux à l'eau propre, tiède. Ni sel ni savon ni acide borique ni autre antiseptique. Après cessation de l'inflammation, adopter le régime de désintoxication (♦ 6) jusqu'à ce que tous les troubles aient disparu. Une alimentation saine (♦ 7, 9) sera ensuite de rigueur si l'on veut éviter les rechutes.

La conjonctivite chronique peut être soignée de la même manière mais cède souvent moins rapidement. De petits jeûnes répétés, séparés par des périodes d'alimentation alcalinisante, auront finalement raison des troubles.

Exercices pour les yeux : palming (♦ 35), plusieurs périodes de 10 à 15 minutes chaque jour. Eviter la lecture et l'exposition au soleil pendant les décharges aiguës.

d) Conjonctivite purulente, ou ophtalmie purulente

Définition. Il s'agit de la conjonctivite des nouveau-nés (inflammation de la conjonctive avec émission de pus). L'étude suivante est donnée d'après Shelton.

Symptômes. Chez les enfants, les symptômes sont habituellement moins accentés et progressent moins rapidement que dans l'ophtalmie purulente des adultes. Quelques jours (2 à 7) après la naissance, les paupières deviennent légèrement rouges et gonflées, avec sécrétion purulente. Le gonflement des paupières s'accroît, la conjonctive devient très infiltrée, gonflée et rugueuse ; la sécrétion s'épaissit et prend une couleur jaune ou verte. L'affection se limite d'elle-même et atteint son point culminant en 4 ou 6 jours, après quoi vient une période de troubles adoucis.

La cornée est très vite affectée. Si l'affection de la cornée a pour conséquence une escarre devant la pupille, la cécité peut en résulter. Même s'il n'y a qu'une petite escarre, la vision peut en être très gênée.

Etiologie. La conjonctivite purulente est la conséquence d'une infection septique des yeux à la naissance. Elle est due à ce que les yeux de l'enfant sont mis en contact avec la sécrétion vaginale (pathologique) de la mère lorsque l'enfant voit le jour.

La gonorrhée et l'endométrite purulente (inflammation de la muqueuse de l'utérus) sont considérées comme les principales sources d'infection.

Complications et séquelles. La blénorrhée (décharge purulente des yeux) et la cécité sont les principales complications. La blénorrhée est la suite habituelle des cas traités médicalement. Le danger de cécité est presque nul si les soins sont corrects dès le début.

Pronostic. Le rétablissement est rapide dans tous les cas, si les soins hygiénistes sont appliqués dès l'apparition des premiers troubles.

Prévention. Santé, propreté : ces deux mots résument à eux seuls l'ensemble des moyens de prévention de la conjonctivite purulente. La femme enceinte doit accorder plus de soins à sa santé et à sa propreté qu'on ne le fait généralement. Une mère propre et saine ne peut pas infecter son enfant.

La propreté des yeux de l'enfant est indispensable. Il est regrettable que les mères et nourrices ne sachent pas comment nettoyer entièrement et correctement les yeux de l'enfant.

Il suffit que les yeux soient soigneusement lavés avec de l'eau bouillie et tiède, en utilisant du coton hydrophile plutôt que le linge plus ou moins rugueux. Les yeux, l'anus, la bouche et les organes génitaux de l'enfant ne doivent pas être nettoyés avec un linge ; les sécrétions et excrétions des yeux, du nez, de la bouche des enfants doivent être enlevées avec du coton. Les parents doivent apprendre à nettoyer les yeux des enfants et non faire confiance à une nourrice plus ou moins soigneuse.

Soins au patient. Une action prompte et persistante est nécessaire afin de prévenir l'infection ou l'ulcération possible des yeux. La propreté est le plus grand besoin. Le gonflement des paupières entraîne leur fermeture, la sécrétion les fait se coller l'une à l'autre et le drainage naturel est interrompu. Là réside le vrai danger.

Les paupières doivent être ouvertes et les yeux entièrement et complètement lavés toutes les deux heures, nuit et jour. La décharge ne doit pas devenir purulente et septique. Le drainage est absolument essentiel pour la sauvegarde des yeux.

Les bandages sur les yeux sont néfastes. Les applications de glace sur les paupières enflammées sont dangereuses :

— Elles suppriment les processus inflammatoires.
— Elles entraînent la réduction de globules blancs.
— Elles causent une dévitalisation des tissus.
— Elles réduisent la résistance à l'infection.
— Peut-être aussi affaiblissent-elles la qualité des sécrétions antiseptiques naturelles.

En revanche, l'application de calottes à glace, en réduisant l'inflammation, rétablit le drainage et permet de laver plus facilement les yeux. Comme le drainage et la propreté sont les facteurs essentiels, cette mesure peut être jugée bonne, dans certaines circonstances.

Dans chaque cas, donc, le praticien doit soigneusement comparer et peser les avantages et les inconvénients de la calotte à glace et décider de la procédure à appliquer. Quand l'inflammation n'est pas suffisamment prononcée pour interrompre le drainage du pus et des mucosités, les vessies à glace doivent certainement être évitées. Quand le drainage est interrompu, les sacs à glace deviennent un moindre mal et on doit y avoir recours. Il est bien entendu, toutefois, que cette mesure n'est que suppressive et que les autres soins ne doivent pas être négligés pour autant.

Des linges fins en coton sont placés sur les yeux (ou seulement sur l'œil affecté) et arrangés de manière à ne pas peser sur ces organes. De petits morceaux de glace sont placés sur le coton et renouvelés aussi souvent que nécessaire. Cette mesure doit être interrompue après le retour du drainage naturel et de la propreté parfaite des yeux.

Le docteur Trall écrit : *« Les yeux doivent être baignés plusieurs fois par jour avec de l'eau, tiède au début, de plus en plus froide ensuite, jusqu'à devenir aussi froide que possible, tout en s'assurant que le patient ressent une impression de bien-être après l'application. »*

Certains praticiens utilisent le jus de citron dilué dans l'eau des bains d'yeux, et d'autres ont recours aux antiseptiques. Le docteur Tilden conseille une solution d'eau légèrement salée. Si l'on ne s'est pas encore départi de la crainte des microbes, l'argyrol est peut-être le moins nocif des antiseptiques ; il est habituellement utilisé dans une solution à 10 %, mais cette concentration est probablement encore trop forte.

Shelton affirme que le nettoyage complet avec de l'eau ordinaire (bien propre) tiède est suffisant. Trall et d'autres, qui vivaient avant que la théorie microbienne ait conduit aux pratiques actuelles, nettoyaient les yeux de leurs patients à l'eau ordinaire bien propre et connaissaient des succès remarquables.

Les sécrétions ne doivent pas être enfermées ni réabsorbées par la peau après être devenues septiques. L'asepsie (mais non l'antisepsie) doit être assurée, autant que possible, jusqu'au rétablissement. C'est tout ce qui doit être fait : la nature seule opère la guérison. La vigilance ne doit jamais être relâchée. Quand un seul œil est affecté, il faut prendre toutes les précautions pour *prévenir l'infection de l'autre organe puis du nez et de la bouche*. Les mains de l'enfant ne doivent pas toucher les yeux puis être portées à la bouche.

Ceux qui donnent les soins doivent aussi prendre des précautions afin de ne pas infecter leurs yeux et ceux des autres. Une stricte propreté de leur part doit être la règle.

Exercices : le repos le plus complet des yeux est indispensable. La lumière du jour sera normale, à moins que le patient demande que l'obscurité plus ou moins totale soit faite dans la pièce. Pas de lumière électrique vive devant les yeux du patient. Couleurs favorables : bleu, vert olive (♦ 121).

Nota. — Après la fin des troubles, le retour progressif à une alimentation très saine est indispensable si l'on veut éviter les rechutes et complications d'une gravité extrême.

e) Conjonctivite granuleuse

Définition. C'est le redoutable Trachome, dont sont si souvent affligés les Indiens. C'est une forme aggravée de la conjonctivite catarrhale simple (voir ce mot).

Symptômes. Inflammation accentuée de la conjonctive, couverte de nombreux nodules : symptôme caractéristique. La surface interne des paupières devient souvent épaisse et rugueuse (peut-être autant à cause des traitements abusifs que pour d'autres raisons) comme le papier-émeri et, par une friction constante, réduit la transparence de la cornée, raie la surface de celle-ci, conduisant parfois à la cécité par opacification de la cornée. Les autres symptômes sont ceux de la conjonctivite catarrhale.

Etiologie. Cette affection est considérée comme très contagieuse mais elle fait partie des mythes de l'humanité et de ses superstitions angoissées : loups-garous, sorcières... C'est le résultat de la toxémie compliquée de l'état septique intestinal. Chez les Indiens, elle affecte seulement ceux qui se nourrissent de pain blanc, mélasses, sucre blanc, jambon salé, café, eau-de-vie, mais délaissent les fruits et les légumes.

Soins. Le repos est primordial. Veiller également à la stricte propreté des yeux : eau tiède en lotions fréquentes. Les solutions antiseptiques font plus de tort que de bien. Un jeûne absolu, prolongé jusqu'à la disparition de l'inflammation et à la libération toxémique, est essentiel (♦ 5).

Puis, on adoptera une alimentation correcte, riche en fruits et légumes, pauvre en farineux et protéines. La suralimentation sera à éviter. L'hygiène générale et le mode de vie devront être très sains, afin d'éviter les rechutes et de permettre le rétablissement du bon état des yeux.

Exercices : il est préférable de laisser les yeux se reposer le plus possible. Le palming est important (♦ 35). De temps à autre, les yeux pourront être exposés brièvement au soleil.

f) Conjonctivite phlycténulaire

Chez l'enfant, la conjonctivite se caractérise par la présence de petites phlyctènes (cloques, boursouflures) pouvant gagner la cornée, qui s'ulcère.

Symptômes principaux. Rougeur, larmoiement, photophobie (crainte de la lumière).

Causes. Mauvais état général, toxémie, prédisposition à la tuberculose, lymphatisme.

Soins. Voir *conjonctivite catarrhale.*

g) Gonflement des paupières

Les paupières peuvent être distendues par un œdème inflammatoire ou non. Il peut y avoir inflammation en rapport avec un orgelet, un furoncle à la base de l'œil, un érysipèle ou un zona.

Une affection de la conjonctive ou d'une autre région de l'œil peut aussi, par propagation, amener une réaction inflammatoire des paupières.

Si l'œdème n'a pas de caractère inflammatoire, il peut s'agir d'un *chalazion* (petit kyste d'une glande de Meibomius, située sous la paupière même). En cas de soins défectueux, l'inflammation du chalazion peut survenir (voir détails à *orgelet*).

h) Larmoiement

Des larmes s'écoulent au dehors. On reconnaît deux causes principales :

— L'inflammation des yeux (voir *conjonctivite*) et des glandes lacrymales, d'où hypersécrétion lacrymale ; irritation par corps étrangers, traumatismes, acides volatils, etc.

— L'inflammation du canal lacrymal (qui draine les larmes vers les narines).

Dans les deux cas, il y a inflammation catarrhale. Le canal lacrymal est obstrué parce que ses muqueuses sont enflammées et hypertrophiées. Parfois, ce canal peut s'ulcérer, puis receler des adhérences, et celles-ci ne peuvent être éliminées que par la sonde et des soins relevant de la petite chirurgie.

Mais ensuite, les soins hygiénistes (alimentation et hygiène de vie correctes) préviendront le retour de cette anomalie.

i) Occlusion des paupières

Elle peut être due à un spasme (tic des paupières) en rapport avec un comportement nerveux (hystérie, tension anormale, etc.), avec une paralysie totale ou partielle du muscle releveur de la paupière (ptosis), avec une lésion de la cornée, une malformation congénitale ou acquise.

La cause commandera la nature des soins.

j) Orgelet

Définition. Petit bouton ou furoncle, très douloureux, sur la paupière. Ou inflammation du tissu conjonctif de la paupière, près d'un œil.

Etiologie. Vient par suite de la malpropreté locale et de la toxémie générale, ce qui est à l'origine des furoncles en général.

Soins. 3 ou 4 jours suffisent pour le rétablissement par les soins hygiénistes. Mais plusieurs orgelets peuvent se présenter consécutivement tant que dure l'intoxication organique. Les soins hygiéniques corrects ont tôt fait de rétablir l'ordre. Jeûne ou alimentation très réduite pendant plusieurs jours (♦ 5, 6), puis alimentation très saine (♦ 7, 9). Eviter la sédentarité.

k) Renversement de la paupière

Dans l'*Ectropion,* le renversement de la paupière s'effectue en dehors, et la face muqueuse, rouge, devient visible.

Dans l'*Entropion,* au contraire, l'enroulement est en dedans de la paupière. Les cils peuvent irriter et blesser la cornée.

Causes principales : paralysie, cicatrice de blessure, affaiblissement ou constriction des muscles de la région.

Les soins dépendent de la cause. Les conseils d'un hygiéniste qualifié sont nécessaires.

l) Sécrétion purulente

On la rencontre dans les conjonctivites et parfois dans l'inflammation du cul-de-sac lacrymal, liée alors à une imperméabilité ou à l'obstruction du canal qui réunit l'œil à la narine (canal lacrymo-nasal).

Causes et soins : voir *conjonctivite.*

m) Squames et ulcérations des paupières

Sont observés dans la *blépharite.*

n) Tremblement des paupières

Ils sont souvent observés chez les enfants avec conjonctivite et chez les adultes nerveux.

Causes : toxémie et énervation.

Cette affection est *bénigne* et disparaît généralement quand le niveau de santé générale est relevé grâce aux soins hygiénistes généraux (♦ 1 et suiv.).

3. Troubles des milieux transparents (humeurs, cristallin, cornée)

a) Cataracte

Définition. Opacité du cristallin. Plusieurs formes sont décrites.

Symptômes. La cataracte ne peut être diagnostiquée qu'à l'ophtalmoscope. Elle débute habituellement sur le bord externe du cristallin et s'étend lentement à tout cet organe, d'où résulte un affaiblissement graduel de la vision de l'œil affecté. La pupille devient blanche ou grisâtre. Le développement peut progresser des années durant et les deux yeux sont généralement impliqués, quoique cette affection débute souvent par un seul œil. La cécité en résulte toujours si l'état pathologique se perpétue.

Etiologie. Les « autorités médicales » semblent être incapables de se mettre d'accord sur les causes. La cataracte apparaît rarement chez les enfants mais souvent après l'âge de cinquante ans. Elle est souvent observée comme complication du diabète. On dit aussi que le surmenage visuel y prédispose.

Selon nous, la cause est la toxémie. Les cas que nous avons conseillés traînaient derrière eux une longue suite de troubles digestifs et généraux. Chez les enfants de mères diabétiques, la cataracte n'est pas rare.

Pronostic. Bon dans les cas soignés suffisamment tôt. Pour les autres : la stabilisation peut être espérée, ce qui est déjà beaucoup. Dans les cas avancés, avec cécité, le pronostic n'est pas favorable. *« Nous avons connu un cas de cécité d'un œil qui s'est si bien rétabli pendant un jeûne de 18 jours que le patient devint capable de lire un journal sans lunettes »,* écrit cependant Shelton.

La chirurgie (ablation du cristallin) constitue peut-être le seul recours dans les cas avancés.

Soins. L'élimination de la toxémie est essentielle. Pour cela, un long jeûne est souvent indispensable. Toutes les causes de l'énervation et de la toxémie doivent être corrigées. L'alimentation doit être conçue de manière à permettre une digestion parfaite. Ceux qui ne peuvent jeûner longuement pourront se contenter de jeûnes complets de 3 jours séparés par des intervalles d'alimentation de désintoxication (fruits et légumes verts), aussi longtemps que la vision ne se sera pas améliorée (♦ 6).

Supprimer définitivement tabac et alcool.

De toute manière, même après une intervention chirurgicale, un mode de vie très sain devient indispensable, afin d'éviter des rechutes, complications, extension à l'autre œil (voir 2ᵉ partie).

Le bain de soleil est utile (♦ 12).

Exercices : Palming prolongé, aussi souvent que possible (♦ 35). Exercices devant le soleil (adaptation à la lumière et exercices ombre-soleil) (♦ 113, 114). Exercices d'accommodation à différentes distances (♦ 53).

b) Glaucome

Définition. Hypertension permanente excessive dans les yeux. Il en résulte la dureté des globes et la cécité. Un œil peut être affecté, ou même les deux yeux.

Symptômes. Cet état peut être précédé par des semaines ou des mois de douleurs à l'intérieur des globes oculaires, spécialement tôt le matin. Un des premiers symptômes de cet état est l'apparition de halos ou anneaux colorés autour des objets distants, la nuit. L'iris est habituellement poussé vers l'avant ; les douleurs sont constantes dans le front, les tempes, les joues ou dans les autres régions proches du nez ; le globe oculaire devient dur au toucher. La pupille prend un aspect glauque. La vision s'altère graduellement. La cécité s'ensuit si l'état n'est pas corrigé.

Etiologie. La dureté du globe oculaire, la douleur, l'altération de la vision, résultent de la présence d'un excès de fluide dans les yeux, soit à cause d'une sécrétion excessive, soit à cause d'une obstruction du drainage. Quoique le surmenage visuel et la faiblesse de la lumière soient avancés comme causes, la cause de base du glaucome est plus profonde. Elle réside dans l'état hypertoxémique du corps. L'accumulation des fluides dans les yeux a la même cause que les accumulations similaires dans les autres organes et tissus du corps : abus de liquides (boissons fermentées, thé, café, alcool), aliments acidifiants (sucres, farineux, protides...), sédentarité, tension nerveuse, chocs émotionnels... Le glaucome se trouve souvent chez les hypertendus, les syphilitiques, les diabétiques, les personnes souffrant de troubles endocriniens. La pression excessive empêche une bonne nutrition de l'œil, celle-ci ne pouvant avoir lieu que grâce à une bonne circulation des fluides nourriciers.

Notons encore la nocivité du recours aux médicaments, narcotiques, stimulants, tranquillisants, le tabac, l'alcool, etc.

Pronostic. Bon dans les premiers stades. La réduction de l'hypertension oculaire est aisée et rapide si les soins hygiénistes sont bien appliqués. Sinon, la pression constante sur la rétine a pour conséquence l'atrophie et la cécité.

Soins. La médecine traite par des médicaments et des opérations chirurgicales destinées à faire baisser la tension par des prélèvements de liquides à l'intérieur de l'œil. Ce ne sont que des mesures palliatives malheureuses.

Les cas très avancés sont généralement sans espoir de rétablissement vrai — mais, aux premiers stades, l'état doit rapidement s'améliorer grâce aux soins hygiénistes. *« En fait,* écrit le docteur Shelton, *le seul échec que nous ayons connu se rapporte à un cas avancé qui avait déjà été opéré pour cette affection avant de venir à nous. »*

Dans l'hypertension et le glaucome, rien n'est plus effectif et immédiat que le jeûne. Nous avons vu des visions normales restaurées en quelques semaines chez des sujets pratiquement aveugles, écrit encore Shelton. Le jeûne non seulement aide à l'élimination rapide de l'état toxémique sous-jacent, mais il permet aussi l'absorption complète du fluide en excès dans les globes.

Le repos et une hygiène générale correcte doivent accompagner le jeûne. Après cette période, un régime de fruits et légumes doit être suivi assez longtemps pour assurer le rétablissement de la pleine santé.

Ceux qui ne peuvent pas jeûner longuement pourront se soumettre à des jeûnes de 3 jours environ, séparés par des reprises alimentaires (régime de désintoxication), jusqu'à la disparition des troubles.

Même dans les cas habituellement jugés comme désespérés, le programme ci-dessus doit être suivi afin d'éviter les complications et de prévenir des dommages futurs. Bien se souvenir de la nocivité des boissons alcoolisées, du café, du thé, des excitants, des médicaments, des drogues, de l'abus des farineux, sucres, protides et graisses animales.

Hygiène générale. Eviter la sédentarité. Exercices respiratoires (♦ 21 et suiv.). Bain d'air (♦ 13). Bain de soleil (♦ 12), avec prudence et modération. Bains tièdes courts. Apprendre à se relaxer (♦ 15). Eviter les causes de déséquilibre émotionnel. Les ablutions froides, le matin, sont très utiles (amélioration de la circulation du sang dans la tête) (♦ 11 et suiv.).

Exercices des yeux. Exercices de la roue (♦ 68).

La contraction de la pupille et du muscle ciliaire, dans sa partie circulaire, entraîne la contraction des artères et la dilatation des veines, donc permet une évacuation accrue de l'humeur aqueuse ; d'où l'intérêt des exercices qui font se contracter la pupille.

— Cillement (♦ 36).
— Exercices ombre-lumière (♦ 113).
— Convergence (♦ 53).

Pratiquer aussi les exercices de détente : palming (♦ 35), balancement (♦ 39), contraction des paupières (♦ 37), lecture rapprochée (♦ 88).

Les exercices de correction des illusions d'optique (♦ 97), d'attention, de mémoire et d'imagination (♦ 77), sont très bienfaisants également.

Les couleurs à utiliser seront sédatives et calmantes : bleu, vert olive (jamais de rouge ni jaune).

Avant tout, chercher la détente ; aucune fatigue oculaire ou autre. L'équilibre émotionnel est essentiel. Apprendre à travailler en décontraction.

c) Hypertension oculaire

L'humeur aqueuse est formée à partir du sang apporté par les capillaires artériels. Elle s'élimine par les capillaires veineux. De même pour le corps vitré.

Quand la tension des fluides de l'œil est excessive, les complications possibles sont graves : glaucome, cataracte, rupture de vaisseaux, décollement de rétine... Les tensions anormales des muscles externes de l'œil peuvent aussi entraîner de l'hypertension intra-oculaire.

Pour se rendre compte de la tension oculaire, palper les globes avec le bout des doigts. Leur dureté est un indice sûr. On se rend également compte, de cette manière, de la différence de tension entre les deux globes.

Par les soins hygiénistes, le rétablissement est rapide et sans complications.

Soins hygiénistes : aucun médicament. Réforme alimentaire commençant si possible par un jeûne court (♦ 5) ou une alimentation alcalinisante (♦ 6). Gymnastique d'assouplissement, marche au grand air, repos et relaxation (♦ 11 et suiv.).

Un mode de vie sain est indispensable de manière à élever le niveau général de santé et à prévenir les troubles généraux dus à l'hypertension.

Exercices pour les yeux : voir *glaucome*.

d) Kératite

Définition. Inflammation de la cornée. Plusieurs formes sont décrites : soit avec pustules ou papules qui apparaissent sur la cornée (kératite phlycténulaire) ; soit avec plaies et taies (kératite ulcérée) ; soit avec dommages profonds (kératite interstitielle).

Symptômes. Rougeur de la partie blanche de l'œil, larmes, douleur, sensibilité à la lumière ; souvent, décharges purulentes des yeux. La vision peut être brouillée. La cornée transparente devient « nuageuse ». Un grave danger pour la vue peut être craint si la décharge devient purulente.

Etiologie. A l'origine, il existe toujours un état hypertoxémique de l'organisme. Le surmenage oculaire et les traumatismes ou irritations par frottement sont des facteurs locaux fréquents. L'inflammation du nerf trifacial peut être également en cause.

Soins. Voir *iritis*.

Aldous Huxley, dans son ouvrage *l'Art de voir*, a raconté le véritable « miracle » accompli grâce à la gymnastique oculaire sur sa vision très handicapée par une taie (cicatrice opaque) qui obturait sa pupille.

Insistons ici sur l'intérêt du palming (♦ 35) et du repos le plus complet possible de l'œil. Les yeux peuvent être exposés au soleil, paupières closes, quelques minutes à plusieurs reprises chaque jour (♦ 113).

e) Taches toxiques devant les yeux (points fixes)

Ces taches sont en rapport avec des troubles de structure de la rétine. Des cellules rétiniennes sont en mauvaise santé, « engourdies ». Le renouvellement des pigments est défectueux. Des taches par défaut de vision apparaissent devant les yeux (lacunes du champ visuel).

Certaines des causes sont : l'empoisonnement par l'alcool méthylique (alcool de bois), poison particulièrement nocif (le nerf optique est détruit avec moins de 30 grammes d'alcool méthylique) ; l'empoisonnement par d'autres produits et peut-être par des médicaments.

On observe souvent chez le sujet des troubles hépatiques et rénaux.

Généralement, les points fixes disparaissent assez bien avec le retour à la santé.

Soins. Alimentation correcte (♦ 7) après une période de jeûne (♦ 5) et d'alimentation alcalinisante (♦ 6). Hygiène générale stricte (♦ 11).

Exercices :

— Ombre-lumière ; exposition des yeux au soleil, paupières fermées, puis paupières ouvertes en fin de balancement de la tête (♦ 113) ; cillement (♦ 36).

— Contraction des paupières (♦ 37).

— Accommodation à différentes distances (♦ 53).

— Exercices à l'aide d'objets colorés différemment (♦ 122 et suiv.).

Bien veiller à réduire les tensions nerveuses : relaxation (♦ 15), palming (♦ 35), balancement (♦ 39).

f) Taches toxiques devant les yeux (points mobiles)

Ne pas confondre ces taches avec les points fixes. Il s'agit ici de points flottants, mobiles, de « mouches volantes ». L'origine en est différente. Il y a, avec les points flottants, obstruction réelle sur le parcours des rayons lumineux à l'intérieur de l'œil.

Causes

1) Des particules de poussières ténues s'incrustent parfois dans la cornée quand le fluide nettoyeur des glandes lacrymales n'est pas adéquat ou quand le cillement est trop rare (normalement, 1 battement toutes les 2 à 4 secondes).

2) Parfois, les points flottants sont constitués par des particules de tissus opaques dans l'humeur vitrée : ce sont des structures dégradées de tissus internes de l'œil et des déchets du métabolisme rétinien qui auraient dû être éliminés de l'œil mais ne l'ont pas été à cause de la mauvaise santé, de l'insuffisante circulation du sang, de l'énervation.

Soins. Dans le premier cas :

— Ciller plus fréquemment (♦ 36).

— Fermer les paupières et les contracter fortement, plusieurs fois de suite, fréquemment dans la journée (♦ 37).

Dans le second cas : améliorer l'état de santé général : alimentation alcalinisante et légère, suppression des excitants, médicaments et poisons, détente, exercice, soleil, air, contrôle émotionnel. Se soumettre à un programme d'exercices des yeux portant particulièrement sur le palming, le cillement, l'exposition des yeux au soleil, etc. (voir *glaucome*).

g) Ulcère de la cornée

Des ulcères et taies (cicatrices opaques) apparaissent sur la cornée et causent des souffrances considérables.

Comme les ulcères qui affectent d'autres parties du corps, les ulcérations de la cornée sont consécutives à une inflammation en rapport avec la toxémie et l'absorption septique. Des irritations locales, des traumatismes sont parfois en cause : inflammation par acides volatils, fumée du tabac, alcalis...

Soins. Voir *iritis* et *kératite.*

La propreté locale est essentielle (♦ 11).

Nota. — La cornée peut aussi se déformer *(kératocône, staphylome).* Causes et soins : comme pour la *kératite,* la *cataracte, l'iritis.*

h) Xérosis ou xérophtalmie

Définition. Sécheresse et épaississement de la conjonctive qui se rencontre dans certaines carences alimentaires.

Complications. Ramollissement de la cornée, cécité, hémorragies des yeux, écoulements purulents. Le ramollissement de la cornée peut être suivi de la destruction de la prunelle de l'œil.

La carence en vitamine A est souvent invoquée. De fait, le rétablissement est hâté lorsque l'on introduit dans l'alimentation du lait complet et de l'huile de foie de morue ; d'une manière générale, lorsque l'on donne au patient du calcium organique avec la vitamine A : carotte, laitue, verdures crues. Relire particulièrement le (♦ 1) (*apports et carences*).

La xérophtalmie n'apparaît pas lorsque l'alimentation est équilibrée.

Soins. Il est peu rationnel de se borner à ajouter des aliments riches en calcium et en vitamine A à une alimentation défectueuse par ailleurs. C'est la qualité de toute l'alimentation qu'il faut revoir. Celle-ci sera conforme aux prescriptions hygiénistes : riche en vitamines naturelles de toute sorte, en calcium et minéraux assimilables ; pauvre en protides et en farineux ;

exempte de poisons, excitants, thé, café, chocolat, épices, vinaigre, bicarbonate de soude, aliments industrialisés, produits chimiques, conserves, etc. (♦ 1).

Soins d'hygiène générale (♦ 11).

Exercices des yeux : palming (♦ 35), cillement (♦ 36), exposition des yeux fermés au soleil (♦ 113).

Le rétablissement est rapide lorsque ces conseils sont bien suivis. Aucune rechute ni complication n'est à craindre si le mode de vie devient très sain.

4. Troubles de la sclérotique, de la choroïde, de l'iris et de la pupille

a) Choroïdite

Inflammation de la choroïde, enveloppe moyenne de l'œil. Elle peut être :

— *Suppurative :* forme la plus sérieuse, qui apparaît quelquefois après des traitements médicaux pour la syphilis et les autres maladies vénériennes.

— Ou *exsudative :* à la suite de causes constitutionnelles comme dans le cas de l'iritis.

Soins. Se reporter à *Iritis.*

b) Déformations de la pupille (ou synéchies)

Définition. Ce sont des déformations de l'ouverture diaphragmatique par laquelle la lumière pénètre dans l'œil. Elles causent des aberrations de vision, difficilement compensées.

Causes. Elles sont généralement consécutives à des inflammations aiguës ou chroniques de l'iris (voir *Iritis*).

Une partie de l'iris peut également adhérer au cristallin ou à la cornée, ce qui complique la situation.

Pronostic. Favorable. Les déformations se réduisent ou même souvent disparaissent au cours de l'application du programme de soins hygiénistes.

Mais elles persistent généralement si l'on se soumet aux traitements médicaux (injection de substances astringentes et autres : atropine, pilocarpine, etc.).

Soins hygiénistes. Jeûnes courts ou prolongés (♦ 5) alternant avec reprises d'alimentation alcalinisante (♦ 6). Soins d'hygiène générale suivant les indications données (♦ 11 et suiv.).

La détente et le repos sont essentiels.

Exercices des yeux :

— Palming et cillement (♦ 35, 36).

— Exercices ombre-lumière (♦ 114).

— Exposition des yeux au soleil (paupières closes d'abord) (♦ 113, 114).

— Exercices d'accommodation proche-lointaine, sur des objets éclairés différemment, avec vifs contrastes (♦ 57 et suiv.).

— Lecture des caractères microscopiques (♦ 90).

c) Iritis

Définition. Inflammation de l'iris (partie colorée de l'œil) allant jusqu'à la lésion inflammatoire.

Symptômes. Affection très douloureuse accompagnée de rougeur des yeux, de maux de têtes sévères et souvent de fièvre légère. La lumière frappant les yeux enflammés cause une intense souffrance, d'où résulte la photophobie (crainte de la lumière). La pupille est contractée (en myosis). La cornée et l'humeur aqueuse sont troubles.

Etiologie. Cette affection apparaît dans l'état général toxémique, chez des sujets qui ont tendance à la tuberculose, aux troubles gastro-intestinaux, à la suite de mauvais traitements suppressifs.

Pronostic. Avec les soins médicaux habituels et l'emploi de médicaments et antibiotiques, l'état dure quelquefois des mois et peut conduire à des dommages permanents de la vision. Effectivement, négliger cet état peut avoir pour conséquence la cécité totale.

Par les soins hygiénistes, le rétablissement est obtenu dans la majorité des cas.

Soins. Jeûne (♦ 5) et repos (♦ 15) sont des mesures essentielles pour l'élimination de la toxémie. Les yeux, très sensibles à la lumière, doivent en être protégés tant que dure l'inflammation (rideaux bleus ou vert foncé, bandeau sur les yeux, *exceptionnellement même lunettes à verres teintés).* Laver les yeux à l'eau tiède bien propre 2 ou 3 fois par jour. Ni sel ni savon ni antiseptique, même pas de jus de citron.

Exercices pour les yeux : aucun sauf le palming fréquent (♦ 35) et le cillement régulier (♦ 36).

La période aiguë et douloureuse passée, il faudra adopter une hygiène générale (♦ 11) et oculaire stricte : réadaptation progressive à la lumière (♦ 113), alimentation alcalinisante pendant une durée prolongée, attention portée tout spécialement à la sauvegarde de l'équilibre émotionnel. Pas de surmenage ; aucun excès ; suppression absolue du tabac, de l'alcool, des excitants et médicaments.

d) Rupture de vaisseau dans l'œil

(Ne pas confondre cette affection avec les hémorragies à l'extérieur de l'œil : voir *congestion de la conjonctive.*) Une tache rouge est perçue soudainement dans le champ visuel. Elle s'étend rapidement et peut supprimer totalement la vision dans l'œil atteint.

Causes. Rupture d'un vaisseau à l'intérieur du globe oculaire. Sont souvent en cause : le mauvais état général, le surmenage, l'hypertension, l'artériosclérose, l'athérome. Parfois aussi : blessure accidentelle de la rétine par des rayons U.V., des infrarouges intenses, un choc, etc.

La nature est la même que dans l'hémorragie cérébrale : les vaisseaux sanguins, congestionnés et souvent durcis, peu élastiques, sont peu résistants et cèdent à la pression sanguine.

Pronostic. Le sang mêlé aux humeurs de l'œil doit normalement être résorbé en quelques jours ou quelques semaines, si les soins hygiénistes sont bien appliqués.

Soins. Repos aussi absolu que possible. Rester au lit, dans une pièce peu éclairée. Jeûner aussi longtemps que possible (♦ 5), en tout cas au moins deux ou trois jours, puis passer à une alimentation alcalinisante très légère, peu abondante et ne boire que suivant la soif, pas davantage (♦ 6, 7, 9). Après le retour d'une vue normale, suivre strictement les règles d'alimentation hygiénistes pendant une période prolongée, si possible définitivement (♦ 7, 9).

Autres soins : pas d'exercice pendant la période de vision défectueuse. Respiration ample, sans forcer. Marche souple. Pas de fatigue.

Gymnastique des yeux : relaxation par le palming. Plus tard, se conformer aux indications données pour les troubles de l'accommodation ou autres qui pourraient être observés. Les exercices à la lumière seront très utiles (♦ 113).

Un mode de vie très sain permettra d'éviter rechutes et complications.

5. Troubles de la rétine et du nerf optique

Note préliminaire : la sensibilité de la rétine est maximale à l'intérieur de la tache jaune (macula), particulièrement au centre de celle-ci (*fovea centralis*) ; elle diminue au fur et à mesure qu'on s'éloigne de cette région, dans laquelle il n'y a que des cônes.

C'est en regardant un objet bien en face que l'image se situe normalement sur la surface la plus sensible de la rétine, et alors les petits détails peuvent être le mieux perçus.

En ce qui concerne la sensibilité aux couleurs, elle est d'autant plus grande que la luminosité est forte. Pensez à la grisaille des jours sombres et pluvieux et comparez-la aux brillantes mosaïques des jours ensoleillés.

Pour que la rétine fonctionne bien, il faut que ses cellules soient toujours bien nourries et drainées et que les pigments rétiniens se reforment rapidement. Comme pour tous les autres tissus du corps, une piètre circulation se traduit vite par la fatigue et la perte d'efficience.

Test de sensibilité rétinienne. Passer de la pleine lumière à la pénombre. On ne voit pratiquement rien pendant quelques secondes, puis l'adaptation permet de voir dans l'obscurité presque totale. En cas de fatigue et mauvaise santé, avec perte d'efficience de la rétine, l'adaptation est longue et imparfaite.

a) Atrophie du nerf optique

Définition. Dégénérescence ou destruction du nerf optique.

Symptômes. L'ophtalmoscope est indispensable pour le diagnostic. Il n'y a pas toujours douleur dans les yeux, mais affaiblissement progressif de la vision avec, au stade ultime, cécité complète.

Etiologie. Une atrophie dite primaire est observée dans l'ataxie locomotrice et dans la démence parétique. L'atrophie secondaire résulte de la pression de tumeurs, anévrismes, etc., sur le chiasma optique. L'atrophie consécutive est une séquelle de la névrite optique. L'atrophie primaire et l'atrophie consécutive sont dues aux causes habituelles de dégénération nerveuse. La quinine, l'arsenic, le mercure sont de puissantes causes d'atrophie du nerf optique et de cécité. L'alcool méthylique (de bois) est très destructeur.

Soins. Il ne semble pas que des résultats satisfaisants puissent être obtenus dans l'atrophie avancée. Mais le processus peut être arrêté dans ses premiers stades si des mesures correctes sont prises sans tarder. Arrêter les médications à la quinine, à l'arsenic, aux barbituriques, de même que tous les stimulants. Les boissons alcooliques doivent être évitées, de même que tous les excitants, les aliments animaux, les farineux, les protides. Le jeûne est essentiel, avec un repos aussi complet que possible, afin de restaurer l'énergie nerveuse. Si possible, jeûne prolongé, suivi d'une diète de fruits et légumes verts. Si le jeûne complet prolongé n'est pas possible, jeûner quelques jours à plusieurs reprises, en alternant avec des périodes de 1 ou 2 semaines d'alimentation de désintoxication.

Même après le rétablissement, le patient devra se soumettre sans dérogation aux règles hygiénistes d'alimentation. Les moindres fautes seraient suivies rapidement d'effets désastreux.

Hygiène générale : grand air, travail léger à l'extérieur, très peu ou pas de travail cérébral pendant plusieurs semaines ou plusieurs mois, exercices respiratoires, relaxation, calme mental. Eviter les émotions vives.

Exercices pour les yeux :

— Dans les premiers temps : palming (♦ 35), balancement (♦ 39), exposition courte des yeux fermés au soleil (♦ 113), exercices ombre-lumière (avec grande précaution) (♦ 114).

— Ensuite : régulièrement, les exercices faisant intervenir l'imagination (♦ 77).

Les verres et traitements locaux ne sont d'aucune aide.

S'inspirer aussi des soins indiqués à propos du *décollement de rétine.*

b) Cyclite

Inflammation du corps ciliaire (partie qui entoure le cristallin). Elle est souvent observée en même temps que le glaucome, l'iritis, la choroïdite.

Etiologie et soins. Voir *Glaucome, Iritis, Choroïdite.*

c) Daltonisme et cécité des couleurs (dyschromatopsie et achromatopsie).

La *dyschromatopsie* consiste dans un trouble de la vision des couleurs. On en distingue plusieurs formes, parmi lesquelles nous nous bornerons à citer :

— le *daltonisme* (encore appelé, d'ailleurs improprement, cécité pour le rouge) ;

— *l'anomalie du type Balfour ;*

— *l'achromatopsie* (ou absence de toute perception colorée), extrêmement rare.

Dans la plupart des cas, le trouble est censé être définitf et incurable mais la réalité est tout autre et des résultats inespérés peuvent être obtenus par des moyens simples.

Le point de vue hygiéniste. La cécité des couleurs est souvent congénitale mais aussi quelquefois acquise. On observe aussi des formes temporaires causées par la stimulation excessive de la rétine, en particulier par les couleurs brillantes, qui paralysent temporairement les éléments de la rétine. Dans ces cas, la sensation colorée est habituellement restaurée après un repos de l'œil, spécialement par un palming de quelques minutes (♦ 35).

La forme acquise peut être en rapport avec une jaunisse ou l'absorption de certains médicaments (santonine, vermifuges, par exemple). Cette forme est toutefois souvent temporaire et la vision se rétablit après désintoxication. Plus sérieux sont les dégâts occasionnés par le tabac, la caractéristique de l'empoisonnement par la nicotine étant une perte sensible de l'acuité pour le rouge et le vert dans l'aire maculaire (mais non pour la vision périphérique). Ainsi, certaines personnes peuvent distinguer les couleurs en clignant des yeux et être aveugles à distance, plus spécialement pour le rouge et le vert.

Les soins hygiénistes. Premier impératif : la désintoxication générale par le jeûne ou l'alimentation crue (♦ 5, 6) et le repos (♦ 15). Ensuite, s'imposera l'adoption de règles d'alimentation saine (♦ 7, 9). Parallèlement, hygiène de vie très correcte (11 et suiv.).

Exercices pour l'amélioration de la vision des couleurs. Par l'expérience, les couleurs peuvent être apprises aux rétines aveugles aux couleurs, si les yeux sont normaux par ailleurs. Cette éducation est possible si le mental, les nerfs et les yeux sont détendus, si le sujet ne se borne pas à interpréter les objets comme sombres ou clairs. La sensibilité aux couleurs peut être développée par l'éducation des terminaisons nerveuses de la rétine ; celles-ci doivent réagir aux différentes longueurs d'ondes des couleurs du spectre.

Seules, quelques personnes dont la vision est par ailleurs normale sont vraiment aveugles aux couleurs ; elles voient tout en noir, blanc ou gris. La plupart des cas de cécité des couleurs, à cause de l'ignorance, du défaut d'attention et de l'insuffisance de concentration, interprètent mal ou changent certaines couleurs, plus fréquemment le rouge, le vert et le marron.

La *sensibilité de nombreux sujets doit être développée par un entraînement rationnel.* D'ailleurs, l'homme normal doit comprendre les effets des différentes couleurs pour pouvoir interpréter correctement une couleur ; par exemple, comment le bleu, le rouge et le violet peuvent donner une composante jaunâtre.

La fatigue est un facteur important dans la perte de la vision des couleurs. L'épuisement est marqué par un net affaiblissement de cette perception colorée.

Nous avons décrit par ailleurs (♦ 122) une série d'exercices pour l'entraînement de la vision des couleurs. Ces exercices sont conseillés à tous, indépendamment des daltoniens et autres porteurs d'anomalies de la perception colorée.

Les causes générales doivent être recherchées très soigneusement : tabac, alcool, intoxications alimentaires, empoisonnement par les médicaments, les émanations nocives, etc.

d) Décollement de rétine

Définition. Séparation de la membrane nerveuse (rétine) d'avec la choroïde (fig. 12). Il faut toutefois noter que la couche pigmentaire de la rétine reste attachée à la choroïde. Il s'agit donc plutôt, en réalité, d'une dégradation dans la structure même de la rétine.

Symptômes. Seul, l'ophtalmoscope permet le diagnostic. Cet état peut être précédé par des années de cécité quasi complète. La cécité totale peut s'ensuivre. En tout cas, il existe toujours des signes avertisseurs et un état général défectueux. Les myopes en sont plus fréquemment atteints (la moitié des cas de décollement de rétine sont des myopes).

Etiologie. Il est possible que l'hypertension à l'intérieur du globe oculaire, à cause d'une excessive accumulation de fluide (humeur vitrée, notamment), fasse se décoller la rétine. Celle-ci est distendue, de même que les autres membranes (sclérotique, choroïde), elle s'affaiblit et se dégrade. La toxémie et la mauvaise nutrition sont toujours à l'arrière-plan de l'hypertension dans le globe oculaire. La rétine, mal nourrie, perd ses qualités et se détruit. Souvent, l'opération de la cataracte est suivie du décollement de la rétine.

Cette affection est parfois aussi consécutive à un choc violent sur le crâne.

Des expériences sur les animaux ont montré que le décollement était facile après que ces animaux aient été laissés longtemps à l'obscurité. Il ne survient guère chez les animaux laissés à la pleine lumière.

Avant le décollement, le corps vitré se liquéfie, au moins dans certaines de ses régions. Or, il a été montré que l'équilibre acido-basique du corps est essentiel dans le maintien de la qualité du corps vitré.

D'une manière générale, nous pouvons dire que, lorsque l'œil est mal nourri, la rétine perd de son efficience. Mais aussi, réciproquement, lorsque la rétine est déréglée, lorsque la vision est mal exercée, l'œil fonctionne mal et se nourrit mal, son activité dépendant des réflexes mis en jeu d'après les sensations venues de la rétine.

Soins. La prévention peut être assurée par un mode de vie sain.

En ce qui concerne le décollement proprement dit, Thomson écrit : *« Une partie du champ visuel de l'un des yeux se brouille et parfois s'obscurcit. Il faut alors s'étendre sur le dos, calmement et immédiatement, pour que le poids de la rétine aide à la remise en place des tissus détachés. Ainsi, se trouve également diminué le risque d'accident à l'autre œil. Les efforts et fatigues extrêmes qui ont abouti à ce premier décollement doivent être cessés. Les troubles disparaîtront vraisemblablement en quelques heures ou quelques jours, mais il convient d'avoir la sagesse de prendre toutes les précautions nécessaires pour éviter les dommages ultérieurs. »*

La rétine se recolle d'elle-même dans la plupart des cas. Le retour à la normale est d'autant plus rapide et complet que le malade adopte une conduite intelligente et se soigne immédiatement d'une manière correcte.

Il faut se soumettre sans tarder au repos physiologique le plus complet possible : réduction importante de l'alimentation : jeûne complet de 1 à 3 jours (♦ 5), puis alimentation alcalinisante pendant plusieurs semaines (♦ 6). Ensuite, après recollement, adoption de règles d'alimentation extrêmement strictes (♦ 9 et, mieux, 7).

L'exercice physique est contre-indiqué en cas de décollement récent de la rétine. Même les exercices faisant intervenir les seuls muscles externes de l'œil sont à éviter. Quand la rétine vient de se décoller, l'œil requiert un repos absolu. Toutefois, dès que le stade aigu est dépassé, des exercices d'intensité progressive peuvent être exécutés.

Se méfier des lunettes à verres colorés.

Si la rétine ne se recolle pas en quelques jours, l'intervention chirurgicale devient peut-être nécessaire.

Gymnastique générale : au lit, mouvements respiratoires (sans excès), dans la position couchée, la fenêtre restant ouverte si possible ; aussitôt après le recollement : mouvements doux de la tête, de manière à améliorer la circulation du sang ; relaxation (♦ 15).

Gymnastique des yeux :

a) *pour prévenir le décollement :* exercices ombre-lumière (essentiels : 113, 114, 119), les lunettes à verres teintés étant supprimées ; accommodation à différentes distances (♦ 53), sur des objets de couleurs variées et diversement éclairés (♦ 122), palming, balancement, cillement, oscillations (♦ 35 et suiv.). Noter l'importance essentielle des exercices au soleil (d'abord paupières closes puis yeux ouverts).

b) *après recollement :* dans les premiers temps, rester simplement couché sur le dos, paupières fermées sans tension. Ensuite, lorsque la rétine a repris son aspect normal, promener au-dessus des yeux fermés une lampe de 100 à 200 watts à 20 ou 40 centimètres du visage (couleur blanche, bleue ou verte). Eclairer pendant 5 secondes ; faire l'obscurité pendant 20 ou 30 secondes puis recommencer pendant quelques minutes à plusieurs reprises au cours de la journée (le patient doit rester couché sur le dos). Après quelques jours, le patient peut ouvrir légèrement les yeux pendant l'application de lumière, tout en cillant fréquemment. Augmenter progressivement l'intensité des applications de lumière alternée avec l'ombre (ce qui est toujours favorable à la santé et à l'activité de la rétine). Ne jamais aller jusqu'à la fatigue : après les séances, le patient doit ressentir une impression de détente et de bien-être.

Lorsque le patient pourra se lever, il se livrera, avec modération et prudence, aux exercices préconisés plus haut pour la prévention du décollement. *Eviter tous les mouvements brusques de la tête et les chocs sur cette partie du corps.*

Nota. — Quand l'opération de la cataracte est devenue absolument indispensable, elle entraîne des risques de décollement de rétine à cause de la perte de fluide qu'elle entraîne. On peut alors prévenir le décollement par des exercices ombre-lumière au moins un mois avant l'intervention, mais sans oublier de se soumettre simultanément au jeûne (♦ 5) pendant quelques jours, puis au régime de désintoxication (♦ 6).

e) Héméralopie

Mauvaise vision nocturne et crépusculaire, par dérèglement de l'adaptation rétinienne à la lumière et à l'obscurité. Insuffisance de régénération du pourpre rétinien. Cette affection entraîne souvent la photophobie. Quelquefois, mais très rarement, cette affection est congénitale.

Causes. Toutes celles qui sont à la base de la mauvaise santé générale et de la mauvaise santé de l'œil : excès, fatigue, chocs émotionnels, alimentation incorrecte, recours aux drogues et médicaments, alcool, tabac, épices, sédentarité, travail à l'ombre ou dans la lumière vive, etc.

Soins. Voir *rétinite.*

f) Hémianopsie

Disparition de la moitié droite ou gauche du champ visuel des deux yeux.

Elle peut être permanente (altération de centres nerveux) ou passagère (dans la migraine dite ophtalmique).

Il faut craindre : l'hémiplégie par ramollissement ou hémorragie du cerveau, la compression par tumeur dans la tête, etc.

La figure 20 montre comment la lésion d'un centre droit (ou gauche) peut entraîner la perte de vision de la partie droite (ou gauche) de l'objet regardé.

Soins. La recherche des causes est essentielle. Les soins ont surtout pour but la stabilisation de l'affection ou sa régression si possible : repos ; jeûne ; alimentation très saine, alcalinisante ; exercice physique très

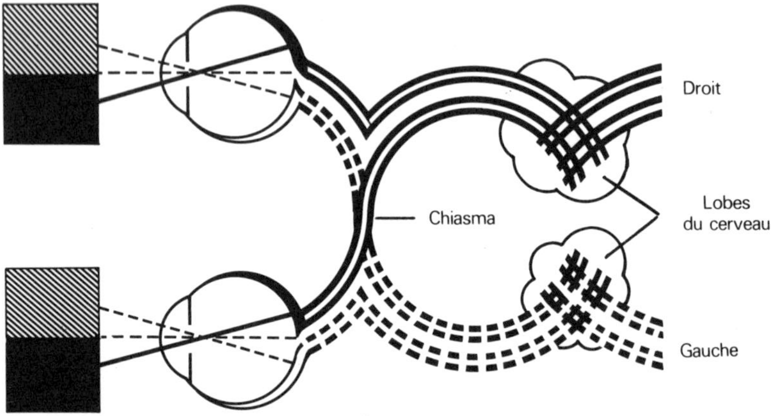

Fig. 20. — **Explication de l'hémianopsie**

modéré ; palming. Eviter la fatigue oculaire. Importance des exercices de mémoire et d'imagination (♦ 77).

Le pronostic est très incertain. Il est indispensable de demander l'avis d'un praticien hygiéniste.

g) Névrite optique (ou papillome)

Définition. Inflammation de la terminaison intra-oculaire du nerf optique. Parfois, elle s'accompagne de gonflement.

Symptômes. Surtout, douleurs sévères dans les yeux. Cette douleur s'irradie dans le front et même derrière la tête.

Etiologie. Affection due aux causes habituelles des névrites : tension, énervation, toxémie. Parfois, est en cause l'intoxication par le plomb, l'alcool éthylique, l'alcool méthylique, le tabac... Il est évident que les médicaments et drogues ne peuvent que prédisposer aux affections nerveuses, eux aussi.

Elle est également observée dans la tumeur du cerveau, la néphrite, l'anémie, la méningite cérébro-spinale, les fièvres dites « infectieuses ».

Soins. Voir *rétinite*. On insistera sur les bienfaits du palming (3 ou 4 fois par jour, pendant 20 minutes chaque fois).

Certains auteurs conseillent, exceptionnellement, au moins dans les premiers temps, le port de lunettes à verres colorés, afin de reposer les yeux autant que possible. Il est inutile d'ajouter que ces verres devront être abandonnés dès disparition des symptômes douloureux.

Couleurs sédatives : bleu, vert olive. Eviter les couleurs chaudes : jaune, rouge, au moins pendant le stade aigu.

h) Nyctalopie

Le nyctalope ne distingue bien les objets qu'à une faible lumière ou pendant la nuit.

Des facteurs héréditaires peuvent être en cause, comme dans l'*albinisme*. Il peut exister aussi une taie de la cornée, une cataracte du cristallin, une intoxication par l'alcool, le tabac, les émanations nocives.

La rétine et l'iris sont hypersensibles ; la pupille est très contractée (myosis) ou très dilatée (mydriase).

Soins hygiénistes. Au début de la rééducation, les lunettes teintées sont quelquefois indispensables, mais il faut les abandonner dès que possible.

Alimentation et hygiène générale : abandon de toutes les habitudes d'empoisonnement. Régime à prédominance crudivore (légumes verts, fruits bien mûrs, carotte crue, etc.). Bain de soleil. Tonification générale par l'exercice et le repos (2e partie).

Exercices pour les yeux : particulièrement palming (♦ 35), cillement régulier (♦ 36) ; exercices au soleil, lumière, couleurs (♦ 113 et suiv.).

i) Phosphènes

Les phosphènes sont des sensations lumineuses subjectives (sans lumière extérieure) provenant d'une excitation de la rétine ou des centres visuels.

Dans les premiers temps du palming, des points lumineux sont perçus même dans l'obscurité totale. Ils sont l'expression de certains troubles — non forcément graves — de la rétine, du nerf optique ou, d'une manière générale, de cellules sensorielles. Ces troubles disparaissent assez rapidement au cours de l'application des soins hygiénistes généraux.

j) Rétinite

Inflammation de la rétine. C'est une névrite et elle présente les mêmes symptômes que la névrite optique : douleurs irradiées dans la tête. De plus, certains troubles de la vision des couleurs peuvent être constatés.

Causes. Enervation et toxémie, surmenage local, intoxications diverses. Elle peut être observée également dans les affections du cerveau, des reins, des nerfs en général, ainsi qu'au cours des infections.

Soins. Alimentation : jeûne de plusieurs jours pour commencer (♦ 5), à faire suivre d'une période prolongée d'alimentation alcalinisante (♦ 6). Puis reprise alimentaire suivant le régime hygiéniste idéal (♦ 7), lorsque les symptômes violents ont disparu.

Soins généraux : repos et relaxation (♦ 15). Cesser le travail pendant quelques jours et garder le lit. Puis exercice physique très modéré jusqu'au rétablissement (♦ 21 et suiv.). Aucun soin local n'est utile. Les yeux seront protégés de la lumière vive et même bandés ou pourvus (exceptionnellement) de lunettes noires pendant les premiers temps. Couleurs : bleu, vert olive ; non le jaune ni le rouge.

Gymnastique des yeux :

— Les premiers jours, exclusivement palming, à plusieurs reprises dans le cours de la journée (♦ 35).

— Ensuite, progressivement : cillement, balancement, oscillations (♦ 36, 39, 42).

— Pour la réadaptation à la lumière : exercices lumière-ombre (♦ 114), en prenant beaucoup de précautions.

En cas d'altération de la vision des couleurs, penser aux exercices décrits aux ♦ 122 et suivants.

Le rétablissement est en général rapide si les conseils ci-dessus sont suivis. Les rechutes et complications seront évitées si un mode de vie très sain est adopté, suivant les indications de la troisième partie de cet ouvrage.

k) Rétinite pigmentosa

Définition. Durcissement (induration) de la rétine, avec pigmentation et atrophie.

Symptômes. Affaiblissement graduel de la vue (c'est peut-être le seul symptôme considéré comme subjectif). Le diagnostic est plus précis par l'ophtalmoscope.

Etiologie. La médecine considère qu'il s'agit d'une affection sans espoir de rétablissement. Pour les hygiénistes, elle est due aux causes habituelles de sclérose des tissus : toxémie, intoxication par les poisons, drogues et médicaments, alimentation incorrecte, sédentarité excessive, mauvais usage de la fonction visuelle. On peut incriminer également une alimentation pauvre en vitamine A mais nous savons ce qu'il faut penser des soi-disant carences vitaminiques et autres (♦ 1).

Soins. Cette affection, incurable médicalement, est, la plupart du temps, très améliorée ou même éliminée par les soins hygiénistes généraux.

Si le patient peut se soumettre à un jeûne prolongé (♦ 5), les résultats seront plus rapides. Sinon, une série de jeûnes courts (de 1 à 3 jours), alternant avec des périodes de reprise alimentaire suivant le régime de désintoxication (♦ 6).

Soins généraux : éviter toutes les causes de toxémie : excès, abus, intoxications par le tabac, l'alcool, les produits chimiques, les médicaments et drogues, les excitants, chocs émotionnels, etc.

Les soins locaux sont sans valeur.

Exercices des yeux : voir *rétinite*.

l) Scotome

Les scotomes sont des lacunes du champ visuel dues à l'altération de la sensibilité de certains points de la rétine. Un seul œil peut être affecté, mais parfois aussi les deux yeux.

Ne pas confondre avec l'*hémianopsie*.

Quand la tache jaune est affectée, la personne ne voit pas l'objet regardé de face mais voit très bien les objets environnants. Si les deux taches jaunes sont atteintes, le patient a l'impression de regarder à travers un long tube (« vision en tunnel »).

C'est un signal avertisseur important, laissant présager des troubles plus graves et profonds.

Soins. Des soins hygiénistes correctement appliqués peuvent rétablir la fonction totale de la rétine dans la majorité des cas, mais il est indispensable d'œuvrer à l'obtention d'une bonne santé afin d'éviter les stades suivants de dégénérescence.

L'alimentation doit être revue : désintoxication et jeûne (♦ 5, 6), suivis d'une reprise alimentaire suivant le régime hygiéniste idéal (♦ 7). Fréquentes périodes d'alimentation alcalinisante (♦ 6).

Suppression absolue de tous les poisons, excitants, drogues et médicaments, alcool, tabac, café, thé, épices, etc.

Soins généraux : ce sont ceux que nous avons indiqués dans la troisième partie de cet ouvrage.

Soins locaux : inutiles.

Gymnastique des yeux : importance des exercices de relaxation (palming, cillement, balancement, oscillations ♦ 35, 36, 39, 42). Nécessité des exercices destinés à fortifier la rétine : soleil, ombre, lumière, couleurs (♦ 113 et suiv.).

Eviter tout particulièrement les traumatismes physiques (chocs sur la tête en particulier) et les chocs émotionnels. La détente générale est essentielle : équilibre, modération, recherche et utilisation des facteurs naturels de santé.

m) Voile noir des aviateurs

Ce trouble survient au cours d'une accélération intense tête-siège. Le sang est refoulé vers les parties à la base du corps. Il en résulte une anémie temporaire de la rétine et du cerveau, déterminant une perte transitoire de la vue et parfois de la conscience.

Divers appareils sont utilisés en vue de régulariser la circulation au cours des violentes accélérations auxquelles est soumis l'aviateur. Cette question n'est pas du ressort de l'hygiénisme.

CHAPITRE VI

Accidents et soins d'urgence

1. Brûlures par agents chimiques

Des corps étrangers peuvent être introduits dans l'œil. Parmi eux, des caustiques risquent d'occasionner une dégradation rapide et profonde, irréversible, des tissus de l'œil. Il s'agit :

— Soit d'acides : azotique, chromique, vinaigre, jus de citron, etc.
— Soit de sels : nitrate d'argent, chlorure de zinc...
— Soit d'alcalis : chaux, potasse, soude.

Soins. Il est généralement conseillé de neutraliser les produits caustiques par des acides ou des alcalis. Par exemple, de neutraliser les acides par du lait, de l'eau bicarbonatée, de l'eau de chaux, de l'eau de savon ; ou de neutraliser les alcalis par du vinaigre, du citron, de l'orange.

Mais cette neutralisation chimique dégage une chaleur considérable et produit une nouvelle brûlure.

Il est préférable de tamponner à sec, puis de laver les yeux à grande eau (ou au lait si l'on ne dispose pas d'eau et qu'il s'agisse d'un acide). Agir avec rapidité et ne pas perdre de temps. Il sera bon, ensuite, d'instiller quelques gouttes d'huile d'olive ou d'arachide, d'amande douce, etc., afin d'éviter les irritations dues au contact de la paupière lors du cillement.

Il sera bon de demander *immédiatement* le médecin ou les conseils d'un hygiéniste.

2. Corps étrangers dans l'œil

S'il s'agit de petites poussières, fermer l'œil suffisamment de temps pour que les larmes puissent les entraîner dans un coin.

Cils, poussières ou particules fines sont peu dangereux mais très gênants. En règle générale, l'œil possède des moyens de défense efficaces. Mais, dans certains cas, il faut agir d'une manière précise et rapide, car ces corps étrangers risqueraient d'endommager la cornée. Ne pas frotter l'œil, afin de ne pas rayer la surface externe, sous les paupières. Le corps se loge souvent sous la paupière inférieure : battre alors rapidement des paupières. Si le résultat est insuffisant, saisir les cils de la paupière supérieure, tirer celle-ci en avant puis l'abaisser et la faire glisser sur la paupière inférieure, d'où elle reprendra seule sa position normale. La poussière aura normalement glissé vers un coin de l'œil.

Pour extirper une poussière non délogée : rouler la paupière supérieure autour du doigt ou d'un crayon pour rendre visible la surface interne de cette paupière (si l'on opère sur soi-même, se regarder dans un miroir). Si la poussière est devant l'œil, il est presque impossible d'y toucher sans provoquer une secousse réflexe ; il convient alors de laisser retomber la paupière, de rouvrir l'œil, de s'assurer que la particule est passée sur la face interne de la paupière, partie moins sensible que le globe oculaire lui-même. Ramasser alors la poussière à l'aide d'un coin de mouchoir très propre en tissu doux, non irritant (que l'on peut mouiller préalablement avec de l'eau ou de la salive).

S'il s'agit d'un corps étranger incrusté dans la prunelle ou la paupière, s'il s'agit d'un morceau de verre ou d'un éclat de métal, il est prudent de recourir au spécialiste, qui procédera à l'extraction. Le danger est réel d'une altération ou d'une destruction de l'œil. *Ne pas perdre de temps.*

Lors de l'exécution de certains travaux, il est prudent d'utiliser des appareils de protection pour les yeux : lunettes à verres teintés pour les soudeurs à l'arc ou à l'acétylène, lunettes en treillis métallique contre les éclats de métal (se méfier dans ce cas des lunettes à verres fragiles), etc.

3. Coups, blessures profondes

Quand l'œil est « crevé », l'humeur aqueuse s'échappe, coule à l'extérieur et ne se renouvelle que très lentement. La chirurgie oculaire devient alors indispensable mais il est souvent bien tard. Il est nécessaire de faire appel de toute urgence à un oculiste, puis de demander les conseils d'un hygiéniste.

4. Coup d'arc, brûlure des yeux par radiations lumineuses

Irritation plus ou moins grave de l'œil (destruction plus ou moins profonde de cellules rétiniennes) par l'arc électrique, l'éclair, les U.V. en général. Même la lumière très vive et réfléchie (en montagne, sur mer, dans le désert...) peut être en cause.

Soins : repos de l'œil (bandeau sur l'œil, palming) ; repos général ; jeûne (♦ 5) ou alimentation très réduite ne comportant que des légumes verts crus et cuits, de la carotte crue et des fruits frais (♦ 6). Persister jusqu'au rétablissement, puis reprendre graduellement une alimentation saine (♦ 7, 9).

5. Œil au « beurre noir »

Les tissus qui entourent l'œil ont été tuméfiés. Le sang s'y accumule. La résorption de ce sang à l'intérieur sera d'autant plus facile et rapide que l'organisme sera propre et la circulation bonne.

Soins. Jeûne (♦ 5) ou alimentation crue (♦ 6) ; respiration ample et oxygénation suffisante, correction de la sédentarité ; lotions locales à l'eau froide plusieurs fois par jour ; repos général et relaxation (♦ 15, 35) ; contraction des paupières (♦ 37). Thomson préconise, pour accélérer la résorption, un massage doux après cessation de l'hémorragie interne (mais nous conseillons d'être très prudent car cette région ne doit pas être irritée).

CHAPITRE VII

Les crises de désintoxication

Nous devons attirer l'attention du lecteur sur le caractère presque inévitable des crises de désintoxication au cours des soins hygiénistes.

Les cellules et tissus ne peuvent retrouver leur possibilité de remplir efficacement leurs fonctions que s'ils disposent d'une énergie nerveuse suffisante, s'ils éliminent normalement les sous-produits du métabolisme, s'ils sont baignés de sang et de lymphe « propres ».

La désintoxication est donc indispensable. Elle se traduit par une expulsion accrue, parfois violente, de mucus, de sang, de sueur ; par la fièvre, le vomissement, la diarrhée ou la constipation ; la langue devient saburrale, l'haleine fétide ; fatigue, prostration, anorexie, troubles nerveux, migraines et céphalées, etc., sont donc de règle au début de l'adoption d'un mode de vie sain.

Ce serait une erreur que de chercher alors à « lutter » contre la maladie qui « se déclare », à « combattre » des symptômes, à faire disparaître les souffrances par des pratiques suppressives et des médicaments. Le rhume, les écoulements divers, les douleurs arthritiques et autres, les *« retours de troubles »,* etc., doivent être supportés avec patience et courage. Parfois, nous l'avons vu pour certaines affections, le recours à l'eau froide ou tiède peut être envisagé, mais à titre tout à fait provisoire.

Toute période d'élimination intensive doit être considérée comme une maladie aiguë.

Après cette période de désintoxication et de purification, viendra la convalescence. **Un renouveau attend ceux qui savent comprendre le sens des crises de désintoxication** et se comporter sagement à cette occasion... et ensuite.

DEUXIEME PARTIE

les soins hygiénistes

CHAPITRE VIII

L'alimentation

1. Apports et carences

♦ **1** L'alimentation exerce une influence directe sur la qualité de la vision, sur la santé des yeux. Les atrophies musculaires et nerveuses sont observées dans pratiquement tous les cas de mauvaise nutrition — et les nerfs sont impliqués dans le dépérissement organique. Toute cause de mauvaise nutrition a une influence sur les yeux. La rétinite (inflammation de la rétine) et la photophobie (sensibilité pathologique à la lumière) sont observées dans la pellagre et les désordres nutritionnels. Les maladies des yeux sont souvent constatées chez les enfants mal nourris. Débutant par la sécheresse de la conjonctive et la kératite, cet état progresse jusqu'à des affections sévères qui affectent la cornée et, chez certains enfants, se terminent par la cécité. Une alimentation naturelle et saine a permis aux yeux de retrouver leur état normal.

La xérophtalmie, sécheresse et durcissement de la conjonctive, se développe dans certains états de déficience alimentaire. On l'attribue au manque de vitamine A. Elle est constatée dans les déficiences de calcium et disparaît plus rapidement si le calcium alimentaire est donné plus abondamment, en même temps que de la vitamine A naturelle (celle des légumes verts et colorés).

La xérophtalmie se transforme rapidement en kératomalacie, ramollissement de la cornée, et peut se terminer par la cécité.

Les hygiénistes savent qu'*il est vain de rechercher si la carence d'un seul élément est préjudiciable* dans le cas de tel ou tel trouble. Les vraies carences alimentaires et la sous-alimentation sont beaucoup plus rares qu'on ne le croit, même dans les milieux défavorisés. Quelquefois, les substances indispensables ne sont pas apportées en suffisance mais il s'agit, le plus souvent, de sous-nutrition et de mauvaise utilisation des aliments, vitamines et minéraux ingérés.

a) Causes générales des « maladies de la nutrition » et des carences

♦ **2** — Mauvais équilibre entre les éléments de la ration alimentaire (l'alimentation doit comporter les éléments convenables dans les proportions voulues).

— Perte du pouvoir digestif à cause du dérèglement fonctionnel des organes digestifs et de la perte de l'énergie nerveuse.

— Fermentations et décompositions intestinales détruisant les aliments (à cause de la suralimentation, de mauvaises combinaisons alimentaires, de l'intervention de facteurs psychiques et émotionnels perturbateurs...).

— Destruction de substances utiles par des poisons et toxiques (bicarbonate de soude, vinaigre, substances antagonistes telles que huile de foie de morue opposée à la vitamine E).

— Apport sous une forme inorganique, inassimilable par l'être humain, de calcium et autres éléments et vitamines chimiques.

— Insuffisance de recours aux facteurs naturels de santé (air, eau, soleil, exercice, repos, équilibre émotionnel).

b) L'équilibre alimentaire

♦ **3** Dans tous les cas de troubles oculaires ou de maladies des yeux, il est indispensable de *revoir l'équilibre de la ration alimentaire* mais surtout de *réduire ou même supprimer momentanément les aliments azotés et farineux, les sucres, les graisses, le sel.*

Sont particulièrement favorables : les fruits frais bien mûrs (à ne jamais cuire ni additionner de sucre), les légumes verts, crus, certains légumes-racines, en particulier la carotte crue.

Compte tenu de l'apport en azotés et glucides que nous préconisons, l'alimentation hygiéniste fournit à l'organisme tous les matériaux indispensables avec une profusion telle qu'il est inutile (voire nuisible) de recourir à d'autres sources, chimiques ou pharmaceutiques.

c) Principales règles alimentaires à suivre

♦ **4** Rechercher des aliments naturels ; les préparer correctement ; ne pas les dénaturer ; les manger frais et crus autant que possible.

Manger lentement, dans le calme ; mastiquer longuement ; se reposer après le repas.

Eviter les excitants (thé, café, alcool, épices, chocolat) et l'excès d'aliments azotés et farineux (pain, céréales, pommes de terre, viande, œufs, fromages, légumineuses).

Eviter les graisses animales, les graisses et huiles cuites, les sauces, le lard.

Faire des repas simples ; s'abstenir d'une trop grande variété de mets dans un même repas, mais apporter beaucoup de variété d'un repas à l'autre, en tenant compte des productions de la saison.

N'absorber aucun médicament, tonique, laxatif, sédatif, etc.

Suivre le mieux possible les règles des combinaisons alimentaires (♦ 7 et 9).

Nous allons maintenant donner une idée des différentes formules d'alimentation à appliquer suivant l'état de santé.

2. Le jeûne

♦ **5** Le jeûne consiste dans la suppression absolue de toute nourriture et de toute boisson, sauf de l'eau seule. Les laxatifs et purgatifs sont déconseillés.

Il est indispensable de jeûner en cas de troubles graves (inflammations, rétinite, conjonctivite, cataracte, glaucome, etc.). Il est excellent de s'y soumettre de 1 à 3 jours consécutifs toutes les semaines, ou chaque quinzaine par exemple.

Les jeûnes de plus de 3 jours doivent être conduits par un conseiller-hygiéniste expérimenté.

Prendre de l'eau seule, de temps à autre, suivant la soif, et rien d'autre. Le repos au lit est utile, souvent nécessaire.

La reprise alimentaire s'effectue progressivement.

*

* *

3. Le régime de désintoxication

♦ **6** Nous donnons deux formules de ce régime.

a) Première formule

Elle peut être appliquée par ceux qui ne veulent ou ne peuvent jeûner, qui ne peuvent interrompre le travail, qui vivent dans un milieu où les idées hygiénistes ne prévalent pas. Il est bon de s'y soumettre dans la reprise alimentaire après le jeûne complet.

Cette alimentation ne comporte que des jus de fruits, des jus de légumes verts crus, des jus de carotte crue, à prendre dilués dans de l'eau ou purs, à concentration variable suivant le cas.

Elle peut être suivie pendant plusieurs jours.

b) Deuxième formule

Cette formule peut être suivie après quelques jours de jeûne ou d'alimentation suivant la première formule. Ceux qui craignent de trop maigrir peuvent toutefois l'adopter d'emblée. Il ne faut pas craindre de la suivre pendant un temps prolongé (plusieurs semaines) si l'état de santé le nécessite et si les réserves du patient sont suffisantes.

Elle comporte, pour la journée :

— *Le matin :* des jus de fruits ou fruits frais bien mûrs, ou du bouillon d'herbes vertes, ou du jus de carotte et de légumes verts crus.

— *A midi :* des légumes verts crus et cuits accompagnés : l'hiver, de quelques fruits secs trempés, et l'été d'un peu de tomate crue ou de pomme ou d'un autre fruit de saison bien mûr. (Chez certaines personnes, le mélange légumes verts-fruits ne convient pas ; ces personnes prendront : soit des légumes verts, soit des fruits, mais sans les absorber au même repas.)

— *Le soir :* comme à midi ; toutefois, les nerveux trouveront souvent préférable de ne pas prendre trop de crudités ni de fruits acides ou mi-acides le soir. Un bouillon d'herbes vertes et de carotte peut être pris.

c) Notes complémentaires

Manger très modérément.

Boire de l'eau entre les repas, en cas de soif.

Eviter de manger lorsque la fièvre apparaît ou que l'on souffre de troubles gastro-intestinaux, de fatigue accentuée, de rhume, etc.

Ne pas craindre les crises de désintoxication qui se produisent presque inévitablement au cours du jeûne et des périodes d'alimentation alcalinisante.

Ne jamais prendre de médicaments pendant une période de désintoxication sauf exception justifiée.

Les aliments non indiqués au ♦ 6 sont défavorables. Sel, vinaigre, pain, biscottes, fromage, œufs, viande, céréales, légumineuses, thé, café, chocolat, biscuits et bonbons, etc., peuvent être à l'origine de complications graves.

La constipation est fréquente pendant les périodes de désintoxication.

Cette diète doit être poursuivie jusqu'à l'obtention de bons résultats : peau nette, teint clair, impression de bien-être et de renouveau, bon appétit, selles et urines normales, disparition totale de la fièvre, etc.

Il sera alors possible de passer graduellement au régime hygiéniste idéal ou au régime de transition.

4. Le régime hygiéniste normal

a) Composition de la ration alimentaire habituelle

♦ 7 Nos aliments sont généralement classés en plusieurs catégories, en fonction de leur destination nutritionnelle :

— Les aliments dits **vitalisants** ou **alcalinisants** ou **nettoyeurs** : légumes, fruits (salades, persil, cerfeuil, etc. et aussi quelques légumes racines : carottes, betteraves rouges). Les fruits entrant dans cette catégorie sont des fruits aqueux : pommes, poires, prunes, cerises, figues fraîches, oranges, etc. Ces aliments sont riches en vitamines et en oligo-éléments.

— Les aliments **plastiques** ou **réparateurs** : protides ou azotés. Ils interviennent dans la croissance notamment musculaire, et dans les phénomènes de réparation organique (après blessure ou maladie, mais aussi chez la femme enceinte ou allaitante, chez l'enfant, etc.). Ce sont surtout le lait, les fromages, la viande, les fruits oléagineux (noix, noisettes, amandes, sésame), et les légumineuses (haricots, pois, fèves, lentilles, etc.).

— Les aliments **énergétiques** qui, en principe, fournissent les calories et qui apportent le sucre sous diverses formes : A : les aliments farineux (céréales, pain, pommes de terre, riz, pâtes alimentaires, châtaignes, etc.). B : sucre, miel et leurs dérivés. C : huiles et graisses.

b) Répartition de la ration

♦ **8** Un bon moyen mnémotechnique est la formule 60/20/20.

En poids, environ 60 % de légumes et de fruits crus et cuits + 20 % d'aliments protidiques + 20 % d'aliments glucidiques (farineux et sucres).

En ce qui concerne les aliments gras, il en faut très peu et nous ne les incluons pas dans la formule ci-dessus pour ne pas la compliquer. Disons, à titre d'approximation, que 5 % de la ration suffisent en huile et graisse.

Il y a donc lieu d'assembler les aliments afin d'éviter les excès ou les carences de l'une ou de l'autre catégorie. Par exemple, un repas équilibré, pesant au total 500 g, sera composé de :

— 60 % (soit 300 g) de légumes et de fruits crus ou cuits ;

— 20 % (soit 100 g) d'aliments farineux et sucrés : pain, pomme de terre, riz, etc. ;

— 20 % (soit 100 g) d'aliments protidiques, c'est-à-dire 2 œufs, ou du fromage, ou des légumineuses ou, pour ceux qui en prennent : viande maigre ou poisson.

Cela est la proportion applicable au sédentaire. Si un travail physique est requis, ou si la température est basse, il y a lieu d'augmenter la ration d'aliments farineux et sucrés, et de réduire la proportion des légumes et des fruits. Par temps chaud, on diminue la ration d'aliments farineux et sucrés, et on augmente celle des légumes et fruits.

Il n'est pas possible de donner d'indications plus précises sur un plan général, car il appartient à chacun de nous d'agir suivant sa propre expérience, en commençant par une ration faible et en augmentant progressivement en fonction des symptômes éprouvés. Chacun doit devenir son propre guide et, dans une large mesure, son propre médecin.

c) L'alimentation normale

♦ **9** Alimentation très légère, composée essentiellement de produits biologiques obtenus dans des sols régénérés. Voici donc un schéma de régime alimentaire correct, à adopter habituellement en dehors des périodes de désintoxication (sauf contre-indication médicale) :

— **Matin, à jeun :** eau seule (ou jus de fruit biologique ou fruit si bien toléré).

— **Petit déjeuner** (à prendre 1/2 h ou 1 h ensuite, pas après 8 h 30) : variable suivant la température et le travail :

Soit 1 fruit frais ou fruits secs trempés + 1 tasse de lait non bouilli, ou caillé, ou en poudre, ou fromage blanc ;

Soit une infusion légère (café décaféiné, malt, Pionnier, maté, thé léger, sauge, thym, lavande, mais pas de café ordinaire) ;

Soit 1 ou 2 biscottes complètes ou biscuits complets ou galettes de riz, ou pain bis au levain + miel, infusion, 1 cuill. à café de purée de fruits oléagineux ou fromage blanc bien égoutté ;

Soit 1 ou 2 tranches de pain bis au levain + fromage ou œuf cuit mollet un peu dur ;

Soit un petit déjeuner avec cacao ou préparation telle que Bircher-Muesli ;

Soit... rien du tout, si vous n'avez pas faim ou si le repas de la veille au soir a été copieux. De toute manière, variez la formule d'un jour sur l'autre.

— **Midi :** salades et crudités ; un peu de légumes verts cuits soigneusement ; 50 à 100 g de viande maigre ou poisson maigre, sans sauce. Remplacer fréquemment la viande par 30 ou 50 g de gruyère ou hollande jeune ou par 40 ou 60 g de bon fromage, ou par 1 œuf frais poché, cuit mollet ou incorporé. En plus, un peu de pain bis ou de pâtes alimentaires ou semoule, ou riz complet, ou pomme de terre, ou autre aliment farineux (biscottes, châtaignes, etc.). *Au dessert* (facultatif) : 1/2 pomme bien mûre, ou préparation maison.

Ne rien prendre d'autre afin de ne pas gêner la digestion.

— **Après-midi :** ne rien prendre sauf eau, ou infusion légère. Manger tôt le soir. Si travail physique, ou pour les enfants : léger goûter possible.

— **Soir :** salade, éventuellement soupe fraîche ; 1 légume cuit ; prendre en plus, si on y tient : 1 tranche de pain bis, ou un peu de riz complet, de pâtes complètes, de semoule, de pâtisserie sèche de ménage ; fromage, œuf incorporé. Facultativement : dessert (flan ou crème-maison).

Faire ce repas du soir le plus simple et le plus léger possible.

Les constipés feront bien de le composer uniquement de légumes crus et cuits, seuls ou avec soupe de légumes verts et quelques pruneaux secs trempés (éviter les fruits acides le soir). Eventuellement aussi, infusion légère (tilleul, verveine, oranger) après ce repas ou au coucher (avec sucre complet ou miel).

Les repas de midi et du soir peuvent être intervertis.

On peut ajouter régulièrement midi et soir : levure alimentaire, blé germé, etc. Pour la salade : huile d'arachide vierge, d'olive, de tournesol, de sésame, de carthame, de courge, etc. (en variant).

De nombreux exemples de menus pour chaque saison (52 semaines) sont donnés dans notre ouvrage : *Votre Santé par la Diététique* (Editions Dangles).

Ne pas oublier le caractère essentiel du recours aux facteurs naturels de santé : air, soleil, repos, équilibre émotionnel, etc. Chaque jour, exercice physique au grand air, notamment sous forme de marche rapide (sans aller jusqu'à la fatigue) ou de gymnastique (Ruffier, exercices oxygénants,...).

Après le repas, détente et relaxation.

d) Conseils importants

♦ **10** — Il est préférable de prendre salade et crudités au début du repas.

— Repas simples : peu d'aliments différents à chaque repas, mais variez d'un repas à l'autre. Pas d'alimentation monotone. Présentez des plats attrayants mais sains.

— Mangez toujours très modérément. Mastiquez à fond, lentement. Insalivez soigneusement vos aliments. Calme et gaieté à table. Appréciez les saveurs naturelles.

— Ne mangez que si vous avez vraiment faim. Si fatigué, nerveux, indisposé, mal à l'aise, enrhumé, frileux, très constipé, en période de diarrhée, sautez le repas et reposez-vous : eau seule et jus de légumes verts, crus ou cuits. Sautez autant de repas qu'il faudra jusqu'à la disparition des malaises et au retour de la vraie faim. Il est bon, d'ailleurs, de sauter systématiquement un ou deux repas par semaine, et même plus.

— Jamais de grignotage entre les repas (bonbons, biscottes, biscuits, fruits, etc.).

— Les repas indiqués pour midi et soir peuvent être intervertis. Mangez peu le soir.

— Prenez garde aux fruits acides. Les fruits pris entre les repas ou à contretemps sont à l'origine de fermentations, ballonnements, diarrhée, amaigrissement, déminéralisation.

— Dormez au moins 8 h par jour. Reposez-vous chaque fois que possible, avant et après les repas (surtout à midi). En cas d'asthénie, repos plutôt que nourriture en excès. Le faible qui se suralimente s'affaiblit encore. L'alimentation doit être rééquilibrée.

e) Compléments alimentaires de reminéralisation

Fréquemment, dans la fatigue, la dépression et les troubles nerveux, des signes de déminéralisation sont observés : il y a carence de calcium ou insuffisance d'assimilation d'autres oligo-éléments. Des compléments alimentaires naturels peuvent alors se révéler particulièrement bienfaisants :

— levure alimentaire sèche, qui apporte en abondance des vitamines B (équilibre nerveux) ;

— huile de pépins de courge (1 / 3 ou 1 / 4 de cuill. à café chaque jour) ;

— pollen (1 cuill. à café ou à soupe par jour) ;

— blé germé (1 cuill. à café ou à soupe par jour), le matin de préférence ;

— chlorure de magnésium conseillé par le professeur R. Lautié : la ration d'entretien peut en comporter un ou deux grammes, avec un jus de fruit frais ou de légume, de préférence le matin à jeun.

Les aliments suivants figureront dans la ration de chaque jour : crudités (carotte, betterave rouge, navet, persil,...) ; quelques fruits oléagineux (noisettes, amandes, pistaches, noix du Brésil) ; fromage blanc frais, fromage à pâte ferme, œuf biologique.

On s'abstiendra impérativement de certaines boissons toxiques susceptibles d'induire des troubles du métabolisme : alcool, café, boissons dites hygiéniques et comportant coca, kola, acide phosphorique, caféine, etc. On leur préférera des jus de fruits de provenance biologique, en quantité modérée et en dehors des repas.

Un facteur nutritionnel à ne pas négliger est l'héliose (le bain de soleil est indispensable ou, à défaut, pendant la mauvaise saison, le bain d'air).

Ces mesures favorisent le métabolisme général et notamment celui du calcium.

CHAPITRE IX

Hygiène générale

1. Eau et propreté

♦ **11** Les yeux se nettoient d'eux-mêmes, grâce aux larmes et au cillement. Il est inutile de les laver, de les baigner avec des antiseptiques ou du savon.

Occasionnellement, bain d'œil avec décoction diluée de camomille, bleuet ou euphraise, ou encore avec quelques gouttes de jus de citron ou quelques grains de sel complet.

Afin d'améliorer la circulation du sang dans la tête et dans la région des yeux, plonger la face, matin et soir, dans une cuvette d'eau froide, y ouvrir les paupières et faire mouvoir les globes dans tous les sens.

Pour ceux qui ne peuvent pas d'emblée se soumettre à cet exercice, nous suggérons l'ablution du visage et du cou à l'eau très froide, matin et soir (par exemple après la toilette et avant le repas du soir ou au coucher).

2. Bain de soleil

♦ **12** Indépendamment du recours à la lumière solaire dans les soins locaux des yeux, le bain de soleil du corps entier est un facteur de santé de toute première importance. La nutrition, la circulation, l'ensemble des fonctions organiques bénéficient de l'exposition régulière (en tout cas aussi fréquente que possible) aux rayons solaires.

Bien entendu, la *progression* et la *prudence* sont indispensables. Il serait dangereux de s'exposer trop longuement (plus de quelques minutes) les premiers jours, de prendre le bain de soleil pendant les périodes de digestion ou si l'on est trop intoxiqué. Ne pas oublier de se couvrir la tête et la nuque au soleil.

3. Bain d'air

♦ **13** Peut-être le bain d'air est-il aussi bienfaisant que le bain de soleil. Le prendre le matin, au lever, au cours de la toilette, par exemple, ou bien encore dans le courant de la journée. L'accoutumance est indispensable car le corps est dévêtu entièrement. Ici encore, il faut procéder avec méthode, afin de s'habituer au froid. Exécuter des mouvements de gymnastique, s'il y a lieu, pour garder la chaleur du corps. Quelques minutes suffisent les premiers temps. Se revêtir, en tout cas, dès que la sensation de froid devient désagréable.

Ne jamais prendre de bain d'air, d'eau ou de soleil en période de troubles aigus.

4. Massage

♦ **14** Nous ne sommes pas partisans du massage exercé d'une manière inconsidérée. Dans les affections des yeux, toutefois, certains massages légers et effleurages peuvent être utiles.

La personne qui souffre de troubles visuels est souvent tendue ; les muscles du cou sont contractés en permanence ainsi que ceux des paupières. Une bonne relaxation nécessite souvent, au début, un massage très doux des muscles de la nuque et des épaules, pratiqué par une autre personne avant et après les exercices (1)

Le patient lui-même peut également, une ou deux fois par jour, pratiquer un effleurage des paupières et des régions qui entourent l'œil.

Nous conseillons aussi l'effleurage du front et des tempes, qui tend à une décontraction de ces régions, si souvent marquées de rides.

---

1. Voir à ce sujet, dans la même collection, l'ouvrage du Dr J.-E. Ruffier : *Traité pratique de Massage* (Ed. Dangles).

5. Repos, relaxation, sommeil

♦ **15** Est-il encore besoin d'insister ici sur l'importance essentielle du repos sous toutes ses formes ? La plus grande difficulté pour la plupart d'entre nous est peut-être de se reposer lorsqu'il le faut et pendant un temps suffisant.

Le palming, la relaxation, le sommeil nécessitent souvent une rééducation.

Aussi souvent que possible dans la journée, s'allonger dans une pièce obscure ou avec un bandeau opaque — non serré — sur les yeux, et pratiquer la relaxation suivant la méthode simplifiée suivante, par exemple.

Méthode simplifiée de relaxation

♦ **16** Se débarrasser de tous les vêtements serrés ou gênants ; desserrer le col de la chemise ; se déchausser, choisir un endroit bien calme (au grand air ou dans une pièce à l'atmosphère saine, obscure si possible) ; avoir bien chaud afin de ne pas rester crispé.

S'étendre sur le dos, jambes et bras étalés assez largement (les mains peuvent reposer sur l'abdomen).

Chasser toute pensée sombre, pessimiste ou désagréable. Orienter l'esprit vers des souvenirs agréables et calmes : rivière coulant doucement, lac ou mer tranquille, nuages blancs dans un beau ciel, promenade en bateau, par exemple (il est préférable de susciter des images de la nature).

Concentrer alors la pensée sur la partie du corps que l'on veut détendre. On peut opérer dans l'ordre suivant :

1) Les pieds. Les laisser retomber, mous et flasques, pointes tournées vers l'extérieur. La relaxation des mollets s'ensuit naturellement.

2) Les genoux. Concentrer la pensée de détente sur les genoux ; les cuisses se décontractent simultanément.

3) L'abdomen et le thorax. Ne pas penser à la respiration : elle sera libre et aisée si les muscles sont bien détendus.

4) Les bras et les épaules. La main doit être souple, les coudes doivent reposer mollement.

5) Le visage et le cou. Les yeux sont fermés naturellement, sans contraction. La bouche est entrouverte (mâchoires non crispées). Le front est bien détendu.

Toutes ces régions doivent être décontractées l'une après l'autre et non simultanément, au début. Souvent, d'ailleurs, elles restent contractées tant que l'attention ne s'en est pas détournée pour passer aux organes suivants.

La durée totale de l'exercice peut être de 10 à 15 minutes par jour. Les grands nerveux, les personnes fatiguées, les malades, peuvent s'y livrer à plusieurs reprises au cours de la journée.

6. Conduite d'une voiture

♦ **17** En conduisant une voiture, ne pas oublier de ciller. Si les yeux se fatiguent, pratiquer le palming de temps à autre, puis contracter fortement les paupières.

Eviter de regarder directement les phares des voitures venant en sens inverse.

Ceux qui portent habituellement des lunettes (particulièrement les myopes et les astigmates) les garderont par prudence pendant la conduite de la voiture sur des routes fréquentées et surtout la nuit.

En face d'un soleil ardent, il est prudent de porter des lunettes de soleil si les yeux se fatiguent. Mais il faut éviter les pare-brise en verre teinté.

En cas de mal de mer, de voiture, d'avion, éviter de fixer des points précis. Laisser le regard errer, sans crispation, et se laisser aller dans le sens du mouvement général.

7. Sports

♦ **18** Les sports, pratiqués intelligemment et sans esprit de compétition, aident beaucoup ceux qui s'y livrent. Il est bon, pour la rééducation visuelle, de pratiquer le tennis, le football, le ping-pong, le volley-ball, le basket-ball, etc.

8. La lecture

Nous en parlons longuement dans la partie consacrée aux exercices pour les yeux (♦ 88 et suiv.). Le lecteur voudra bien s'y reporter.

9. Cinéma et télévision

♦ **19** Les spectacles de cinéma et de télévision sont souvent incriminés par les personnes qui se plaignent de fatigue oculaire. Il faut reconnaître que la fatigue est due plus à de mauvaises habitudes personnelles (tension, défaut de cillement et de repos) qu'à ces spectacles eux-mêmes. Nous dirons même que ceux-ci peuvent aider à améliorer la vue si on les comprend comme des exercices de rééducation.

Retirer les lunettes de plus en plus longtemps. Les myopes se placeront plus près de l'écran, les premiers jours, puis s'en éloigneront progressivement. Au contraire, les hypermétropes se placeront loin les premiers jours, puis se rapprocheront graduellement. Ne pas oublier de ciller régulièrement. Porter le regard sans tension sur les différentes parties de l'écran, avec une certaine attention, en s'attachant à bien apprécier le relief.

De temps à autre, quitter l'écran des yeux et porter le regard sur les parties non éclairées de la salle, puis regarder le bout de son propre nez. Palmer ou fermer les yeux quelques secondes ou quelques minutes, de temps à autre. Contracter fortement les paupières.

Ne pas regarder lorsque survient la fatigue. Ne pas cligner des yeux en vue de mieux voir les détails. Le danger vient de la fatigue et de la tension.

En ce qui concerne la télévision, il y a souvent intérêt à garder de la lumière dans la pièce, afin de pouvoir regarder de temps à autre autour de l'écran.

10. Autres règles d'hygiène générale

♦ **20** — Cultivez l'harmonie, l'équilibre, la modération, l'optimisme et la joie.

— Prenez un intérêt dans la vie. Ne vous abandonnez pas à l'oisiveté. Créez.

— Evitez toutes les habitudes d'empoisonnement, organique et mental.

— Evitez tous les excès (de travail, de repos, de jeu, d'exposition au soleil, d'alimentation, les excès sexuels, etc.).

— Ne devenez pas maniaque ou borné dans votre manière de vivre.

— Gardez une confiance inaltérable dans la nature, source de santé et de bonheur. Faites toujours appel aux sources naturelles de la vie, qui sont celles de la santé.

CHAPITRE X

Gymnastique générale

1. Nécessité de l'exercice corporel

Indépendamment de la gymnastique des yeux, il est indispensable de se livrer régulièrement à l'exercice physique général.

Tous les organes, tous les tissus, tous les muscles, doivent être exercés et fonctionner suivant leurs possibilités. De leur bonne harmonie dépend l'état de santé général.

Insister tout particulièrement sur les organes suivants : l'abdomen, les côtes, le cou.

Une bonne attitude corporelle est également de la plus haute importance.

a) L'abdomen

♦ **21** Les viscères abdominaux (reins, intestins et organes de la digestion) sont maintenus en place par les muscles abdominaux. Si la sangle abdominale perd de sa tonicité, les organes internes tendent à s'affaisser et même à ouvrir cette paroi musculaire. L'abdomen devient gonflé et proéminent ; les hernies et éventrations risquent d'apparaître. La digestion devient lente, la constipation s'installe, et les inflammations (colite, entérite, appendicite, péritonite,...) sont la conséquence directe des fermentations et putréfactions gastro-intestinales. La digestion et l'assimilation deviennent incomplètes. Les toxines qui passent dans le sang doivent être neutralisées par le foie, les reins et les autres organes de purification du courant sanguin. Si ceux-ci, surmenés, perdent de leur efficience, c'est un sang impur qui parvient aux cellules. L'énergie nerveuse s'affaiblissant, l'élimination des déchets cellulaires se fait mal elle aussi. L'intoxication cellulaire, la toxémie générale, avec pour conséquence l'intoxication des cellules et tissus oculaires, voilà l'origine des troubles oculaires.

Les vaisseaux sanguins de l'abdomen et de la partie inférieure du corps se gonflent de sang impur, tandis que la partie supérieure du corps est mal irriguée : mauvaise circulation du sang dans la tête, d'où anémie cérébrale, déficience des fonctions mentales (mémoire, imagination, idéation, concentration...) et des fonctions organiques (en particulier de la perception), d'où une vue brouillée, assombrie, les taches toxiques, la sclérose des tissus, la mauvaise qualité des humeurs, etc.

b) Les côtes

♦ **22** Les côtes doivent jouer librement et se soulever au cours de l'inspiration. Lorsqu'elles restent rigides ou effondrées, les poumons, le cœur, les vaisseaux de la cage thoracique sont contractés, resserrés, amoindris dans leur activité. La respiration est déficiente (apport d'oxygène insuffisant, rejet partiel du gaz carbonique et des produits de déchet) ; la circulation est très amoindrie. Les vaisseaux comprimés laissent mal circuler le sang, que le cœur, peu tonique, ne « pousse » pas suffisamment.

D'autre part, les globules rouges (les « commis-voyageurs du sang en oxygène ») doivent être remplacés en permanence. Ils sont produits surtout par la moelle osseuse. Les côtes participent à cette formation de nouveaux globules rouges et leur activité propre dépend largement de leurs mouvements ainsi que de l'intensité de la circulation du sang dans leur texture. Des côtes peu mobiles produisent moins de globules rouges que des côtes souples et actives.

c) Le cou

♦ **23** Le cou, zone flexible située entre la tête et le reste du corps, est un point de passage obligé du sang et une région très active.

La colonne vertébrale supporte le crâne et contient la moelle épinière, grand réseau nerveux qui relie le cerveau à toutes les parties du corps.

La colonne vertébrale est entourée de différentes structures : — de nombreux muscles qui permettent, en particulier, de mouvoir la tête dans tous les sens ; — des vaisseaux sanguins (veines, artères, capillaires) ; — des nerfs de la plus haute importance.

Ces structures sont étroitement enlacées et un trouble de fonctionnement de l'une d'entre elles en affecte souvent d'autres. Par exemple, si la tête est habituellement projetée ou penchée en avant, les muscles arrière du cou sont tendus en permanence. Les veines qui assurent la circulation de retour de la tête aux poumons sont contractées par les muscles environnants ; il en résulte une congestion cérébrale chronique, de l'hypertension dans la tête et dans les globes oculaires, les migraines, les tensions nerveuses, etc.

2. La gymnastique conseillée

a) Gymnastique abdominale

♦ **24** Ces exercices peuvent, sauf contre-indication (forte hypertension, troubles cardio-vasculaires graves, tuberculose ouverte, ulcère gastrique à la période aiguë), être pratiqués pieds plus hauts que tête, sur un plan incliné. Ainsi, le poids des organes abdominaux est déplacé et les muscles abdominaux libérés.

Tronc immobile, jambes mobiles

— Se coucher sur le dos. Lever le bas du corps en « chandelle », à la verticale, en prenant appui sur l'arrière de la tête et le cou, les bras, les épaules. (Noter que cette position est une excellente station de relaxation.)

— Dans cette position, lancer les jambes dans des directions variées (enjambées, ciseaux, pédalage...).

Tronc mobile, jambes pliées au genou, pieds au sol

Lever le tronc lentement jusqu'à ce qu'il vienne sur les genoux. Revenir à la position de départ. Répéter 6 fois.

b) Gymnastique pour les côtes

♦ **25** Sont indiqués tous les mouvements qui comportent : — la respiration profonde ; — le balancement des bras largement vers le haut ; — l'extension des bras.

Sans appareil. Inspirer à fond. Lever les bras vers l'avant puis vers le haut, bien tendus au-dessus de la tête. Puis, sans arrêter le mouvement, expirer en abaissant les bras sur les côtés. Revenir à la position initiale et recommencer.

Après maîtrise complète de cet exercice, on peut le faire en inspirant rapidement, avec arrêt brutal de la respiration et blocage au moment où les bras sont tendus au-dessus de la tête.

Avec appareil. Position initiale : couché sur le dos, jambes allongées, bras allongés dans le prolongement du corps, au-dessus de la tête. Un poids (d'abord léger puis progressivement plus lourd) est tenu entre les mains. Soulever le poids en portant les mains vers le haut, bras tendus. Expirer à fond pendant ce mouvement. Revenir lentement à la position initiale en inspirant.

Répéter d'abord 4 ou 5 fois. Augmenter le nombre de répétitions jusqu'à 10 ou 12, en se servant progressivement d'un poids plus lourd. (Le corps ne doit pas quitter le sol ; les mouvements doivent être souples, continus, sans secousses.)

c) Gymnastique pour le cou et les épaules

♦ **26** D'une manière générale, tendre les muscles pendant une rotation, de manière à contrebalancer et « débloquer » les tensions excessives dans les muscles du cou (fig. 22).

a) Baisser la tête *lentement,* avec le plus d'amplitude possible, le menton venant toucher la poitrine. Puis la lever lentement en arrière, le plus loin possible.

b) Regarder devant soi. Abaisser la tête vers une épaule puis vers l'autre. S'exercer devant un miroir pour s'assurer que ce n'est pas l'épaule qui se déplace mais bien la tête.

c) Tête verticale. La tourner horizontalement à droite et à gauche, puis dans le sens inverse.

d) Tête verticale. Décrire avec la tête un cercle aussi large que possible, d'abord dans le sens des aiguilles d'une montre puis en sens inverse. La tête doit toujours être tournée vers l'avant ; les yeux doivent regarder si possible un point situé juste devant soi (ne pas oublier de ciller toutes les 3 secondes environ).

e) Debout, décontracté, bras pendant le long du corps. Lever les épaules aussi haut que possible et leur faire décrire un large mouvement circulaire, dans un sens puis dans l'autre (fig. 21).

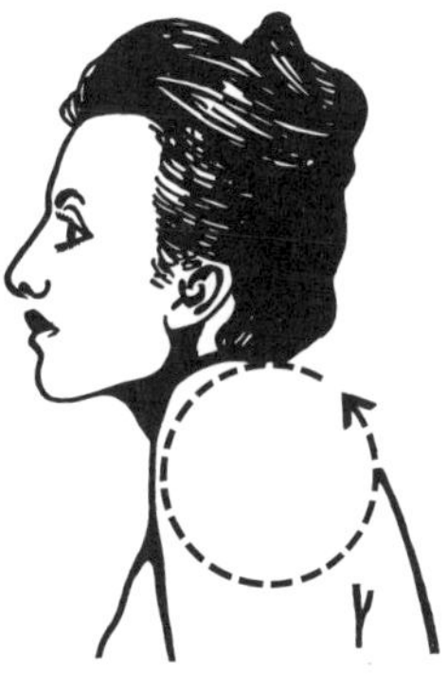

Fig. 21

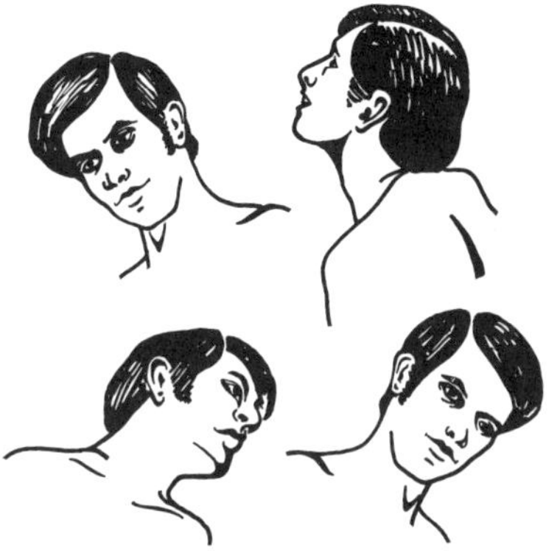

Fig. 22. — **Rotation du cou**

d) Note sur l'exécution de tous ces exercices

Commencer par quelques répétitions (3, 5 ou 10 fois). Insister chaque jour un peu plus sur l'amplitude des mouvements.

La lenteur et une certaine fermeté (sans contraction) sont indispensables pour l'obtention d'une bonne détente musculaire.

S'il apparaît une douleur ou une sensation de chaleur marquée dans la région, ne pas forcer ; éviter toute violence.

Si des vertiges surviennent, se reposer et se détendre quelques instants, en se bornant à quelques répétitions, puis passer à d'autres exercices.

Pour certains exercices, la position debout ou en décubitus dorsal est indifférente. L'essentiel est d'obtenir une bonne détente.

Pour certaines personnes très tendues, un léger massage des muscles de la nuque et du cou est souvent recommandable avant et après les exercices.

Chaque fois que possible, après la séance, pratiquer une lotion de la tête et du cou avec de l'eau froide, à faire suivre d'un essuyage vigoureux.

Aucun exercice ne peut donner un résultat pleinement satisfaisant lorsque le corps est fatigué. Dans ce cas, le repos est préférable à la gymnastique. Se borner à quelques exercices respiratoires doux. L'importance d'une respiration correcte ne sera jamais trop mise en valeur (♦ 14).

e) Pour une posture correcte

♦ **27** La marche rapide et souple peut être considérée comme l'exercice-type. Bien pratiquée, elle permet le libre jeu de toutes les structures vitales.

Se tenir droit. Respirer lentement, profondément, avec rythme, en soulevant, au cours de l'inspiration, la partie supérieure de la poitrine. Laisser les bras se balancer librement. Rentrer le ventre. La tête ne doit pas être tendue, baissée ou tirée vers l'avant mais bien dégagée et portée avec assurance.

Il est essentiel, pour la plupart d'entre nous, de réapprendre à marcher au grand air, au moins 45 minutes par jour, à allure vive, à grandes enjambées.

Note : le lecteur pourra se reporter utilement au livre du docteur J.-E. Ruffier : *Gymnastique Quotidienne*, programme journalier de culture physique, d'entretien corporel et de gymnastique fondamentale (même collection, Editions Dangles).

CHAPITRE XI

Gymnastique des yeux

1. Nécessité de l'exercice et possibilité de la rééducation fonctionnelle

♦ **28** Tout comme les autres muscles du corps, les muscles oculaires peuvent être fortifiés, tonifiés, grâce à l'exercice bien compris.

D'une manière générale, les exercices physiques doivent être bien choisis et dosés. Des mouvements d'intensité restreinte, fréquemment répétés, tendent à faire diminuer le potentiel d'utilité et d'amplitude des muscles. L'exercice lourd et lent, lui, donnera des muscles forts au rythme d'action lent. Les mouvements variés, légers, rapides, exerçant toutes les possibilités du muscle jusqu'à sa limite, rendront celui-ci mobile, prêt à répondre et capable de soutenir l'effort pendant de longues périodes d'activité, sans fatigue anormale.

Ainsi en est-il de l'œil. Si celui-ci n'est soumis qu'à une série restreinte d'actions faibles et qu'on ne lui procure que rarement des tâches inhabituelles, il perd lentement son élasticité, et il devient très fatigable.

La gymnastique des yeux a pour résultat immédiat un afflux de sang dans la région de ces organes, une meilleure nutrition, une élimination accrue, une amélioration des divers tissus. Les muscles sont tonifiés et leur action est mieux coordonnée. Les conséquences indirectes de l'exercice sont rarement appréciées en ce qui concerne spécialement les structures oculaires.

On a fait dire à Bates que tous les défauts d'accommodation sont imputables à des défectuosités de tension des différents muscles oculaires externes. Or, il semble bien que Bates ait été moins catégorique.

Cette méthode de Bates allie judicieusement l'exercice et le repos. En effet, lorsqu'un muscle ou un organe ne se repose pas suffisamment entre ses périodes d'activité, il se fatigue et s'atrophie ou dégénère.

Ce n'est nullement l'usage qui affaiblit l'œil, mais son usage incorrect.

2. Mesure de l'acuité visuelle et contrôle des résultats

♦ **29** Pour mesurer la vue, on se sert généralement en France de l'échelle typographique décimale de Monnoyer. C'est un carton sur lequel sont imprimées dix lignes de grosseur différente. La première ligne doit être vue à une distance de 5 mètres. La dernière, la plus grosse, à une distance de 50 mètres. Un œil qui, à une distance de 5 mètres, ne peut lire que la dernière ligne, a une acuité visuelle de 1/10e seulement. L'œil qui ne lit que les 3 ou 4 dernières lignes a une acuité visuelle de 3/10e, 4/10e, etc. (fig. 27).

Le tableau doit être bien éclairé et le sujet placé à 5 mètres. On examine chaque œil séparément en plaçant un bandeau sur l'autre œil. Tout sujet dont l'acuité visuelle est normale doit pouvoir lire l'ensemble du tableau (fig. 23).

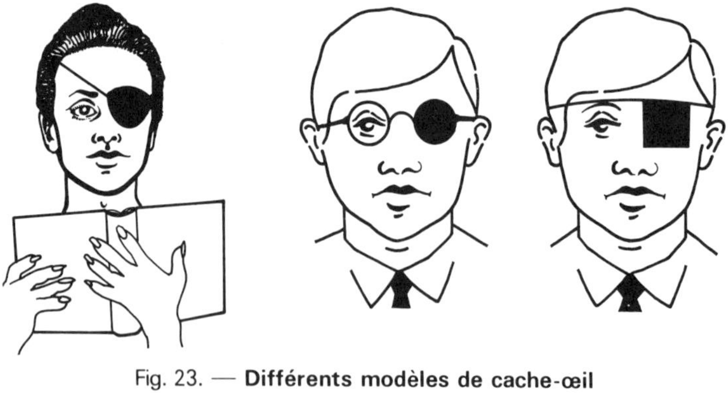

Fig. 23. — **Différents modèles de cache-œil**

♦ **30** *Une échelle sur carte-test est annexée à cet ouvrage.* Elle porte une réduction de l'échelle de Monnoyer établie pour la vue à deux mètres. Si, à 2 mètres, un sujet peut lire toute l'échelle, sa vue à une acuité de 10/10ᵉ (parfaite). S'il ne lit que jusqu'à la deuxième ligne en partant du haut, son acuité visuelle n'est que de 9/10ᵉ. Elle est de 8/10ᵉ s'il ne lit que jusqu'à la troisième ligne, etc. (Se reporter aux chiffres indiqués à droite de la ligne correspondante.)

Grâce à cette échelle, chacun peut mesurer sa vue et suivre les progrès réalisés au cours de l'application des soins hygiénistes. Il est nécessaire d'utiliser toujours le même éclairage car la vue est plus précise par grande lumière (contraction de la pupille).

Pour ceux qui ne savent pas lire, les retardés mentaux, les jeunes enfants, il suffit de leur montrer le tableau et de disposer devant eux un jeu de lettres correspondant à celles du tableau. Le sujet doit chercher parmi ce jeu de lettres celle qu'il a lue au tableau.

3. Quand pratiquer les exercices ?

♦ **31 La gymnastique des yeux doit devenir habituelle, automatique, réflexe.** Le but est de se réhabituer, comme le jeune enfant, à regarder sans tension et avec attention.

A la maison, au bureau, à l'atelier, dans la rue, chacun peut « faire de la gymnastique des yeux ». Autrement dit, il est bien préférable de *pratiquer tout le jour,* de profiter de chacune des activités et des périodes de loisirs pour apprendre à voir. Par exemple :

— Quitter de temps à autre le travail des yeux ; regarder au loin ou lire à différentes distances.

— Suivre, au cours du repas, le mouvement de sa propre cuiller.

— Regarder avec attention un homme à bicyclette ; noter un détail brillant et le suivre (en n'oubliant pas de ciller).

— En autobus ou en voiture, accommoder sur un objet lointain ; le suivre au fur et à mesure qu'il se rapproche ; chercher à distinguer un détail en laissant les objets environnants défiler.

— Profiter d'un rayon de soleil pour pratiquer un exercice de réadaptation à la lumière.

— Palmer, ciller régulièrement.

— Apprendre à travailler sans hâte, régulièrement.

— Apprendre à se relaxer.

— Apprendre à rester calme en présence d'un importun ; rester optimiste.

Ainsi, d'ailleurs, le travail devient plus facile et la fatigue générale et visuelle s'atténue.

4. Durée des exercices

♦ **32** La durée d'application est indiquée pour certains des exercices décrits ci-après. En tout cas, *il ne faut jamais aller jusqu'au stade de la fatigue* accentuée, particulièrement au début de la rééducation.

En ce qui concerne le temps nécessaire pour obtenir le rétablissement, aucune donnée ne peut être avancée car *tout dépend de facteurs individuels.* Souvent, de bons résultats sont obtenus au bout d'une ou deux semaines, mais il faut persévérer avec *patience, confiance* et *régularité.* Les premiers succès constatés accroîtront encore la confiance.

Que les lunettes soient abandonnées définitivement en une semaine, en un mois ou en trois mois (dans les cas graves), peu importe : le résultat seul compte, qui ne peut être obtenu sans effort personnel constant.

D'ailleurs, les exercices devront être variés et régulièrement renouvelés, de manière à éviter la monotonie (particulièrement avec les enfants) et l'accoutumance des structures oculaires à certains efforts plutôt qu'à d'autres.

5. Règles très importantes

♦ **33** — Ne jamais porter de lunettes au cours des exercices.

— Dans chaque direction indiquée, mouvoir les yeux aussi loin que possible ; forcer même un peu.

— Habituer les yeux à accommoder (mettre au point) sur des objets très éloignés et très rapprochés.

— Commencer chaque séance par des mouvements simples, lents, mais progressifs en difficulté, en vitesse et en durée.

— Ne pas aller jusqu'à la fatigue accentuée. Dès l'apparition de la fatigue, palming et relaxation générale.

— Au cours des exercices, ciller régulièrement, 3 ou 4 fois toutes les 10 secondes.

— Entre deux exercices successifs, quelques minutes de palming permettront d'obtenir une meilleure concentration sans effort de crispation.

— Si un exercice semble plus difficile ou dur, c'est qu'il est plus utile encore que les autres ; s'attacher à bien le réussir.

— Les myopes ont intérêt à accommoder au loin ; les hypermétropes, à accommoder sur des objets aussi proches que possible.

— Varier les exercices pour éviter l'uniformité. Mais reprendre le même exercice pendant plusieurs séances, jusqu'au moment où il est devenu facile et s'effectue sans tension. Passer alors à un autre exercice.

— Entraîner plus intensément l'œil le plus faible. Cacher alors l'autre œil (fig. 23).

Trois groupes principaux de muscles sont à faire travailler :

— Les muscles externes, qui font se mouvoir le globe tout entier et, dans une certaine mesure, interviennent dans l'accommodation.

— Les muscles internes, qui contrôlent l'iris et le cristallin.

— Les muscles des paupières et du visage (utiles pour une bonne protection des yeux et aussi parce que leur activité entraîne une meilleure circulation autour des yeux).

6. Test de contrôle

♦ **34** Voici un test qui permet de reconnaître quels muscles sont plus contractés et fatigués. Répéter 6 fois chacun des exercices suivants :

— Tourner les yeux à droite puis à gauche.

— Tourner les yeux en haut et en bas.

— Puis regarder à gauche en haut, à droite en bas, à gauche en bas, à droite en haut (la tête toujours immobile au cours de ces exercices).

Chaque fois, forcer un peu le mouvement. Suivant la fatigue éprouvée au cours d'un ou de plusieurs de ces exercices, en déduire, en comparant avec le schéma des muscles externes (fig. 5 et 6), quels sont ceux qui sont le plus douloureux, donc le plus fatigués.

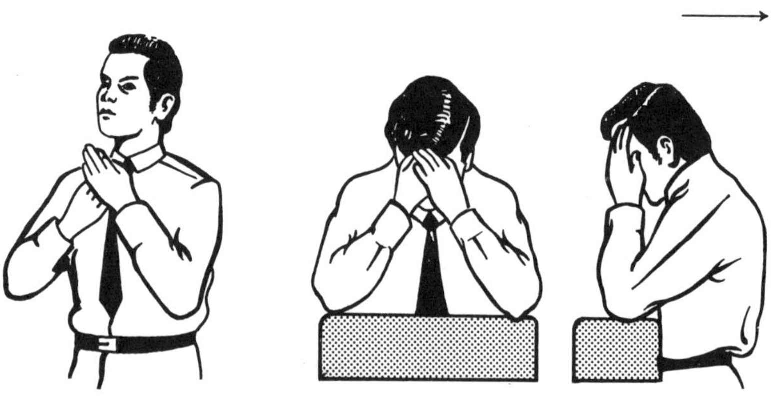

Fig. 24. — **Palming**

CHAPITRE XII

Exercices pour les yeux

1. Le palming

♦ **35** Le palming est un des meilleurs moyens de reposer les yeux. On n'y recourt jamais trop. Ce mot anglais vient du mot français paume (des mains).

S'asseoir commodément. Couvrir les yeux avec les mains. Le visage repose sur la partie charnue des paumes, qui forment coupe au-dessus des yeux. Les doigts barrent le front obliquement. Les coudes reposent sur la poitrine ou, mieux, sur un coussin ou une table (fig. 24-25).

Aucun rayon lumineux ne doit arriver jusqu'à l'œil ; s'en assurer en soulevant les paupières. Refermer alors les paupières, mais sans contraction.

Rester ainsi quelques minutes. On doit éprouver une sensation de détente totale et de bien-être. Progressivement, doivent s'estomper toutes les sensations visuelles : phosphènes, taches, etc., habituelles lors des premiers essais. Tant que des couleurs sont perçues (noir, bleu, jaune, rouge, gris, blanc), une détente complète n'est pas obtenue ; il est bon alors d'effectuer au cours de la séance quelques exercices ombre-lumière (♦ 113).

Trois points importent particulièrement :

— *La tête repose mollement,* sans tension des muscles de la nuque (d'ailleurs aucun muscle du corps ne doit être contracté).

— *Les paumes n'exercent aucune pression sur les globes oculaires ;* elles doivent être chaudes (afin d'éviter la contraction involontaire).

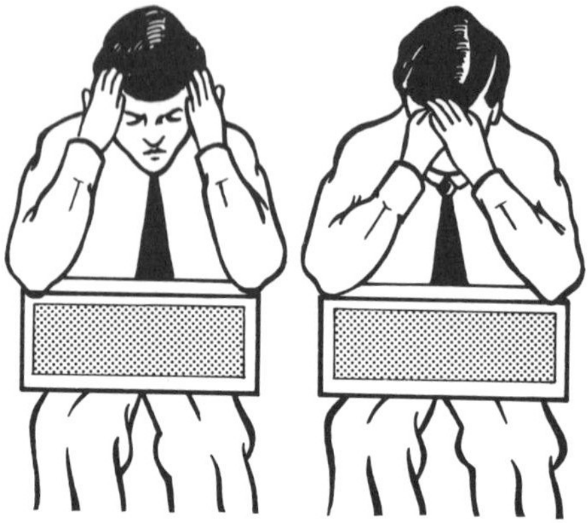

Fig. 25. — **Palming**

— *La respiration n'est pas entravée* par des vêtements serrés ou par une position incorrecte (thorax trop horizontal, par exemple).

La détente est obtenue plus facilement et rapidement grâce à une respiration lente et régulière.

Il faut cesser de penser aux problèmes de l'existence. L'imagination doit porter sur des choses gaies : un beau paysage au soleil, une mer calme, un ciel brillant avec de beaux arbres aux feuilles doucement agitées par la brise.

Si une bonne détente n'est pas obtenue aux premiers essais, ne pas perdre patience.

Fréquence des séances de palming : palmer souvent, particulièrement après un travail fatigant, pendant et entre les exercices des yeux, au cours d'une promenade au grand soleil, etc. On observe généralement que le palming avant le coucher prévient l'insomnie.

Durée : de 2 à 30 minutes, 2 ou 3 fois par jour au moins, suivant les cas. Au début, le palming très court est préférable.

Pour les myopes, les séances de palming doivent généralement être courtes ; plus longues pour les presbytes et les hypermétropes.

Nota : le conseiller hygiéniste doit recevoir une formation spéciale. En particulier, pendant le palming, il doit poser à son patient des questions ne nécessitant pas de tension d'esprit mais suffisamment intéressantes et évocatrices pour faire oublier les soucis et pour que l'attention du sujet se porte spontanément sur des faits agréables.

2. Le cillement

♦ **36** L'œil normal se ferme vivement, à des intervalles réguliers — mais nous ne nous en rendons plus compte. Chez la plupart de ceux qui souffrent d'une mauvaise vision, les yeux se fixent, se contractent ; le cillement devient généralement plus rare et il s'accomplit avec effort et tension, accompagné de tics.

Il faut donc réapprendre à ciller toutes les 3 ou 5 secondes, dans la vie habituelle comme pendant les exercices des yeux.

Lorsqu'un objet n'est pas clairement distingué, *il faut se garder d'écarquiller les yeux ou de contracter les paupières en tendant le cou :* il suffit de ciller en regardant sans tension.

Pour distinguer une lettre ou un objet, regarder en cillant le tour de cette lettre ou de cet objet ; imaginer le regard passant derrière lui (comme il ferait si la lettre ou l'objet était une statue) ; fermer les yeux et essayer de se rappeler ce que l'on a vu ; souvent, la lettre apparaît lorsque les paupières se ferment.

3. Exercice de contraction des paupières

♦ **37** Certains muscles autour de l'orbite sont apparemment sans rapport avec le mécanisme de la vision. *Ces muscles jouent pourtant un rôle essentiel dans l'activité des tissus qui entourent l'œil,* en particulier dans le jeu des paupières. Chez beaucoup, particulièrement chez les porteurs de verres, ces muscles perdent de leur activité, donc de leur tonus.

Ainsi qu'on le remarque sur la figure 7, il existe un grand muscle circulaire (sphincter) autour des yeux et les fibres de ce muscle contrôlent le cillement, qui est un mouvement souvent involontaire et réflexe ou automatique. Mais de plus, ces fibres musculaires permettent de serrer et contracter volontairement les paupières. Par cet acte, le globe oculaire est réellement mobilisé, repoussé en arrière ; puis il tend à reprendre sa position normale à la réouverture des paupières. Ainsi, les structures annexes du globe oculaire, dans l'orbite, grâce aux alternances de compression et de dépression, bénéficient d'une circulation améliorée. Les yeux sont mieux irrigués et nourris et, fait non négligeable, la peau, tonifiée, laisse apparaître moins de rides ; les cernes des yeux s'atténuent également.

♦ **38 Exercice conseillé.** Alternativement :

— Contracter fortement les paupières, aussi longuement que possible.

— Ouvrir les paupières et écarquiller les yeux.

— Puis contracter, ouvrir (3 ou 4 répétitions ou plus, plusieurs fois dans la journée).

Après cet exercice, il est bon de s'asperger les yeux rapidement à l'eau froide.

Pendant la contraction forcée, un bourdonnement est perçu dans la région des oreilles ; il est dû à la tension musculaire et est tout à fait normal.

Cet exercice est tout à fait recommandable entre les exercices des yeux et, dans la journée, chaque fois que l'on sent une fatigue de l'œil, avant ou après le palming, etc. ; également après les exercices qui ont fait agir un œil seulement, de manière à rétablir rapidement l'équilibre de la circulation entre les deux yeux.

4. Le balancement (swinging)

♦ **39** Apprenez à vous laisser aller, comme le petit enfant bercé par sa mère.

Le balancement est un excellent procédé de détente, non seulement pour les yeux mais encore pour le système nerveux et l'organisme tout entier.

Station debout, pieds écartés de 25 à 40 centimètres (suivant la taille). Laisser tomber les bras naturellement et sans raideur. Détendre tout le corps (y compris les muscles du front, des mâchoires, de la bouche, des paupières). Balancer lentement le corps à gauche puis à droite (une oscillation de droite à gauche ou de gauche à droite toutes les 2 ou 3 secondes environ). S'imaginer être le pendule d'une horloge. Lever alternativement le talon du pied du côté opposé au balancement de manière à faire reposer le poids du corps sur l'autre jambe, du côté du mouvement. Agir sans saccade.

Le corps entier doit se mouvoir, et non seulement la tête et les épaules.

A pratiquer 2 ou 3 fois par jour, de 5 à 10 minutes chaque fois ; ou encore lorsque les yeux sont douloureux, lorsque la tension apparaît.

Bien entendu, ne pas porter de lunettes pendant l'exercice. Ciller à chaque fin de course.

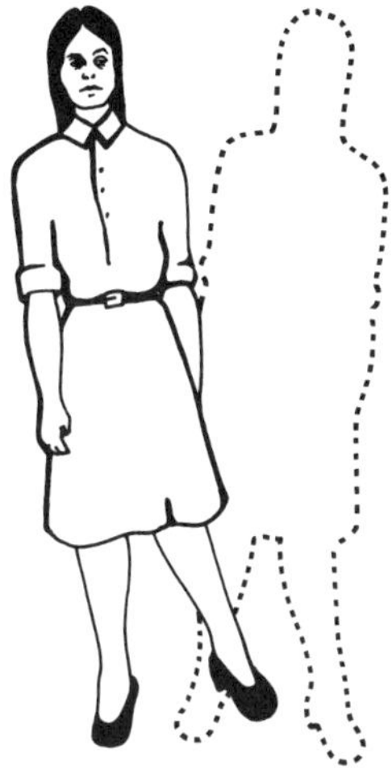

Fig. 25. — **Balancement**

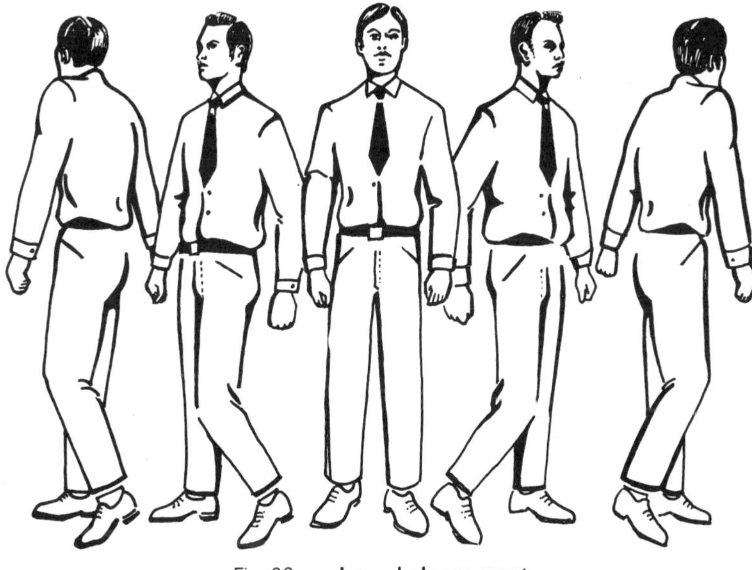

Fig. 26. — **Long balancement**

Le balancement peut être exécuté devant le montant d'une fenêtre, d'une porte ou d'un objet fixe. Ne pas regarder fixement cet objet ; le regard passe et repasse devant lui au cours du mouvement de droite à gauche et de gauche à droite. On observe alors que, pendant ce mouvement, l'objet semble se mouvoir lui-même en sens inverse. Tant que cette impression n'est pas obtenue, la détente n'est pas parfaite.

Après une minute de balancement (par exemple), yeux ouverts mais non contractés et fixés, fermer les paupières et, pendant une minute (tout en continuant le balancement), imaginer aussi clairement que possible le mouvement opposé de l'objet que l'on regardait. Puis rouvrir les yeux une minute, tout en continuant le mouvement alternatif ; refermer les yeux une minute, etc.

♦ **40 Variante : le long balancement** (fig. 26), appelé encore : *rotation-balancement.*

Station debout, pieds écartés de 15 à 20 centimètres. Tourner le buste à droite et, simultanément, lever le talon du pied gauche, le genou gauche se pliant légèrement.

Détendre la tête, les yeux et les bras, de manière à suivre sans saccades le mouvement général du corps.

Puis, reposer le talon gauche au sol et tourner le buste à gauche en levant le talon droit.

L'amplitude totale de la rotation du buste doit être de 180° environ.

Les objets extérieurs semblent se déplacer d'un mouvement inverse ; ne pas fixer le regard sur eux mais « laisser aller ».

Exécuter un aller toutes les 2 ou 3 secondes, en cillant en fin de course, par exemple.

Certaines personnes, qui se reposent mal pendant le balancement simple, se trouvent mieux d'exécuter cet exercice de la rotation-balancement.

Nota. — Au cours du long balancement, un pouce peut être placé devant les yeux, à 15 ou 30 centimètres de ceux-ci. Il suit le mouvement général du corps. Le regard étant accommodé sur le pouce (sans oublier de ciller), les objets extérieurs semblent animés d'un mouvement inverse précipité.

Fermer les yeux. Se rappeler ce qu'on a vu (tout en continuant les oscillations du corps). Quand on pense au pouce, les objets semblent aller beaucoup plus vite en imagination.

♦ **41 Deuxième variante :** balancement de la tête dans la position assise. Cet exercice est intéressant pour les personnes alitées ou celles qui ne peuvent se tenir debout.

Debout, bien détendu, ou encore assis à l'aise, tenir un crayon à 10 ou 15 centimètres devant les yeux. Balancer lentement la tête d'une épaule à l'autre (un aller toutes les deux ou trois secondes), les yeux passant et repassant devant le crayon sans s'y fixer. Ciller régulièrement.

Au bout de quelques instants, le crayon doit paraître se déplacer dans le sens contraire au mouvement de la tête. C'est le signe d'une bonne relaxation.

5. Les oscillations du regard

♦ **42** Les oscillations du regard sont un autre moyen excellent de détente des yeux et de relaxation générale.

Le regard se porte alternativement à droite et à gauche, ou en haut et en bas, rythmiquement, sans secousse, *la tête restant fixe mais sans tension.*

Pour tirer le meilleur profit de cet exercice, il faut, bien entendu, être tout à fait détendu par ailleurs et ne jamais porter de lunettes durant son exécution.

Lorsqu'un objet ou une lettre n'est pas distingué nettement, il y a intérêt à pratiquer 20 ou 30 secondes d'oscillations du regard, de part et d'autre de cet objet. Celui-ci apparaît généralement plus net ensuite.

a) Application avec un tableau-test

♦ **43** Se placer à quelques mètres (distance variable suivant l'acuité de la vue) d'un tableau-test. Regarder une lettre du tableau. Ciller. Regarder alternativement le bord extrême droit et le bord extrême gauche ; le regard passe et repasse rythmiquement au-dessus des lettres du tableau, mais sans s'y fixer. Cadence : 2 secondes par oscillation. Ciller en fin de course à droite et à gauche. Au bout de 20 ou 60 secondes, quand la relaxation est obtenue, le tableau semble être animé d'un mouvement en sens inverse de celui du regard — et les lettres défilent rapidement, comme dans un rêve. Cesser alors.

Passer au mouvement alternatif haut-bas. Même cadence. Ciller en fin de course, en haut et en bas. Cesser lorsque le tableau semble monter et descendre au cours du passage du regard devant lui.

Regarder alors à nouveau la lettre. Elle doit apparaître plus nette et foncée.

b) Variante

♦ **44** Le moniteur promène une aiguille de couleur au-dessus d'un tableau de lettres ou de chiffres. Le sujet peut ainsi acquérir la cadence et se détendre plus aisément car il n'a plus à penser au maintien du bon rythme. Indispensable pour les enfants (fig. 27).

Nota. — Les tableaux portant des rayures verticales ou horizontales sont considérés comme plus reposants. Il y a souvent avantage aussi à utiliser des tableaux portant des signes de couleurs différentes. On obtient ainsi une meilleure relaxation et un entraînement à une bonne vision des couleurs (♦ 122 et suiv.).

c) Exercice de la règle graduée (fig. 29)

♦ **45** Prendre une règle graduée. La placer horizontalement d'abord, puis verticalement, puis en oblique, et chaque fois :

a) à la distance à laquelle on voit le mieux ;

b) le plus loin possible à bout de bras ;

c) le plus près possible de la racine du nez.

Garder la tête immobile, dirigée vers le milieu de la règle.

Chaque fois, regarder le bord extrême droit, ciller ; puis regarder le bord extrême gauche, ciller. Répéter 10 ou 15 fois, lentement, rythmiquement.

Regarder un chiffre ou un trait de division de la règle. Ciller. Regarder encore.

Recommencer à regarder à gauche, puis à droite. Ciller.

Regarder à nouveau le chiffre ou le trait. Celui-ci apparaît progressivement plus net et coloré.

Nota. — Il est indispensable d'obtenir une bonne détente pendant l'exercice, pour une bonne souplesse des mouvements de l'œil.

d) Exercice des boules

♦ **46** Sur une table ou accrochées à un mur, à 40 centimètres des yeux, disposer 2 boules de couleurs différentes espacées l'une de l'autre de 30 ou 40 centimètres. Entre elles, placer une carte portant une lettre ou un chiffre bien apparent (fig. 30).

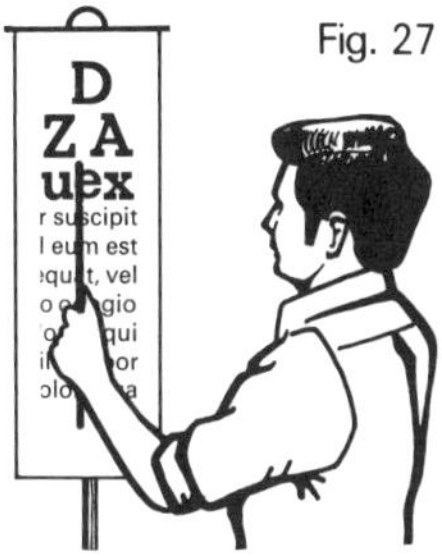

Fig. 27

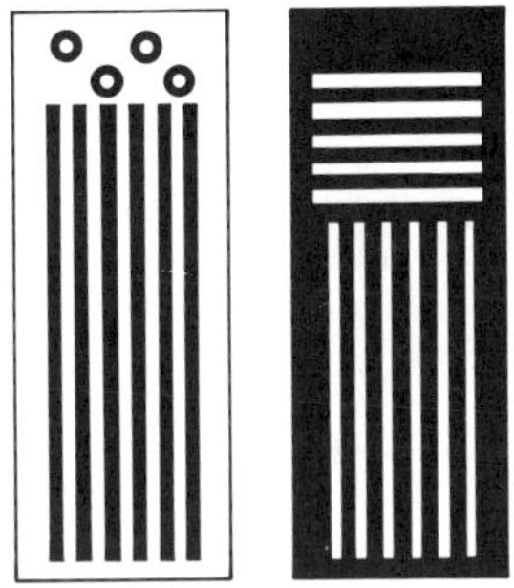

Fig. 28. — **Tableaux à rayures**

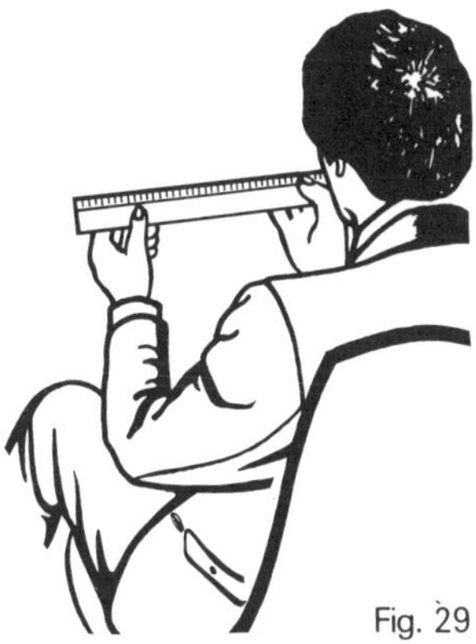

Fig. 29

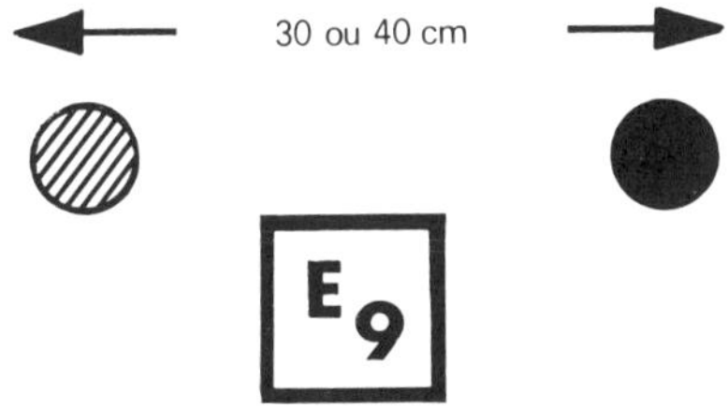

Fig. 30. — **Balancement du regard**

Porter le regard d'une boule à l'autre, à la cadence indiquée pour les exercices précédents. Ciller sur chaque boule. La carte semble se déplacer alternativement. Lorsque le regard se pose sur elle, après 20 ou 30 secondes d'exercice, le signe qu'elle porte apparaît plus net.

Si cette carte porte un paysage, celui-ci présente un relief accru, à tel point qu'il semble vu à l'aide d'un stéréoscope.

Exercice intéressant pour les enfants.

Nota. — Ces exercices, comme bien d'autres, peuvent servir pour le perfectionnement de la mémoire et de l'imagination (♦ 77). Fermer les yeux de temps à autre et revoir le mouvement de la carte, la couleur des boules, les globes oculaires continuant à se mouvoir sous les paupières closes. Puis, apprendre à rouvrir les yeux de manière à tomber juste dans la direction d'une des boules ou de la carte, à volonté.

6. Exercices pour les muscles externes

Note préliminaire. La tête doit rester immobile (mais non tendue) au cours de ces exercices.

D'autre part, ne pas oublier que bien d'autres mouvements conseillés par ailleurs permettent de fortifier et assouplir les muscles externes.

♦ **47 a)** Regarder droit devant soi. Porter le regard le plus possible à droite puis le plus possible à gauche. Abaisser progressivement et régulièrement la ligne imaginaire suivie par le regard (fig. 31 b).

♦ **48 b)** Regarder droit devant soi. Porter le regard le plus haut possible, puis le plus bas possible. Déplacer progressivement vers la droite, puis vers la gauche (avec la plus grande amplitude possible), la ligne imaginaire suivie par le regard (fig. 31 a).

♦ **49 c)** Regarder devant soi. Suivre du regard une ligne représentée par un arc-en-ciel imaginaire. Aller le plus possible à droite puis à gauche, sans tourner la tête.

Puis imaginer un arc-en-ciel inverse (concave) et le suivre des yeux (fig. 31 c).

♦ **50 d)** Regarder droit devant soi. Puis suivre des yeux une spirale imaginaire en commençant par le centre, de manière qu'après 3 révolutions environ, le cercle soit le plus grand possible (fig. 31 d).

Revenir alors au centre par le même chemin. Recommencer en sens inverse.

♦ **51 e)** S'imaginer face à une horloge la plus grande possible, de manière à assurer aux mouvements du globe oculaire dans l'orbite l'amplitude maximum. Fixer le centre du cadran, puis déplacer les yeux du centre au chiffre imaginaire 1 ; revenir au centre, déplacer le regard jusqu'au chiffre imaginaire 2, et ainsi de suite jusqu'à 12. Puis opérer en sens inverse, si la fatigue n'est pas ressentie (fig. 32).

♦ **52 f)** Sans tourner la tête, suivre un cercle des yeux. Se servir d'un cerceau de bois ou d'autre matière, de 40 à 60 centimètres de diamètre. Le placer d'abord à 80 centimètres des yeux puis le rapprocher progressivement et l'éloigner ensuite. En suivre le contour du regard, dans un sens, puis dans l'autre, en cillant régulièrement (fig. 33).

Exercice intéressant pour les enfants.

Rapprocher le plus possible pour les presbytes et hypermétropes. Eloigner le plus possible pour les myopes.

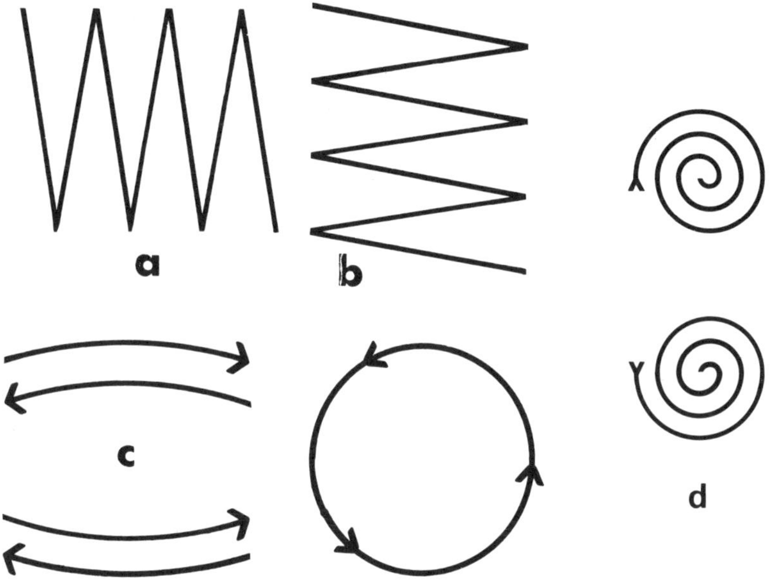

Fig. 31

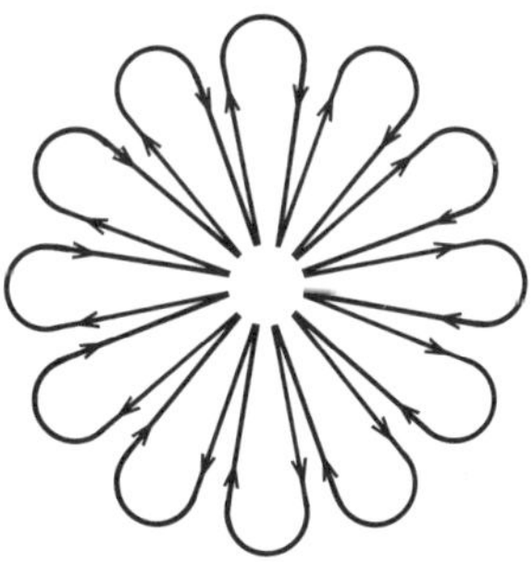

Fig. 32

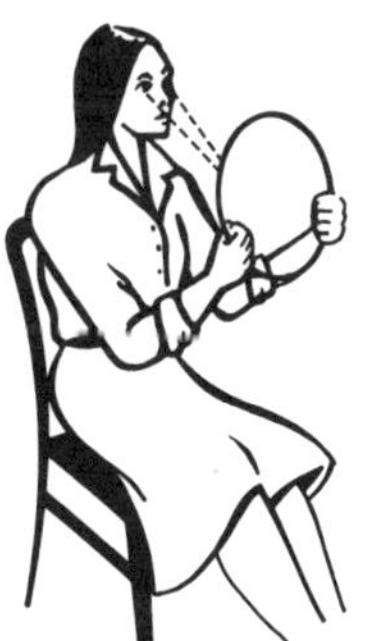

Fig. 33

7. Exercices pour l'accommodation centrale, la convergence et la fusion des images

♦ **53** Ces exercices entraînent les muscles de l'accommodation et ceux de la convergence du regard dans la vision des objets proches ; également, ils font intervenir les muscles iriens qui commandent et règlent l'admission de la lumière à l'intérieur du globe.

Le docteur Bates utilise l'expression « fixation centrale ». Nous préférons dire « accommodation centrale » ou « accommodation maculaire », ce qui évoque moins l'idée de rigidité, car les yeux doivent toujours agir librement, décontractés, sans effort.

Beaucoup de troubles sont dus à ce que les deux yeux n'accommodent pas correctement sur l'objet : un œil regarde bien dans la direction de celui-ci mais l'autre œil regarde soit devant, soit derrière, soit à côté. Il en résulte inévitablement une vision incorrecte et de mauvaises habitudes. Les deux images (une pour chaque œil pour le même objet) ne sont pas « fusionnées ».

Ce défaut est dû à l'incoordination des muscles externes à cause du manque de tonus, à la tension nerveuse excessive, à la suggestion même, en tout cas à de mauvaises attitudes mentales. Quand ces causes sont éliminées, grâce aux exercices et aux soins généraux que nous préconisons, la coordination musculaire et mentale se rétablit rapidement.

♦ **54 Démonstration.** Il est facile d'embrasser du regard les 16 carrés noirs de la figure 34. Mais alors, on note une ombre noire à chaque intersection des lignes blanches. Toutefois, lorsqu'on regarde seulement une intersection (vision maculaire ou accommodation centrale), l'effet de l'ombre n'est plus perçu à cet endroit précis.

Cette expérience montre bien la nécessité de ne regarder qu'une surface très restreinte à la fois si l'on veut obtenir une vision claire et saine d'un objet.

♦ **55** Tout le monde remarque que quelques heures de shopping sont très fatigantes et on attribue la cause de cette fatigue au bruit, à la foule, à la température, etc. Mais ce n'est pas la véritable raison ; la cause de la fatigue, c'est la tension et la manière défectueuse de regarder. Nous voulons embrasser du regard tout un étalage rempli de choses attrayantes et nous nous en souvenons très peu en détail. Nous devrions regarder objet par objet, détail par détail, lentement, en accommodant d'une manière précise chaque fois.

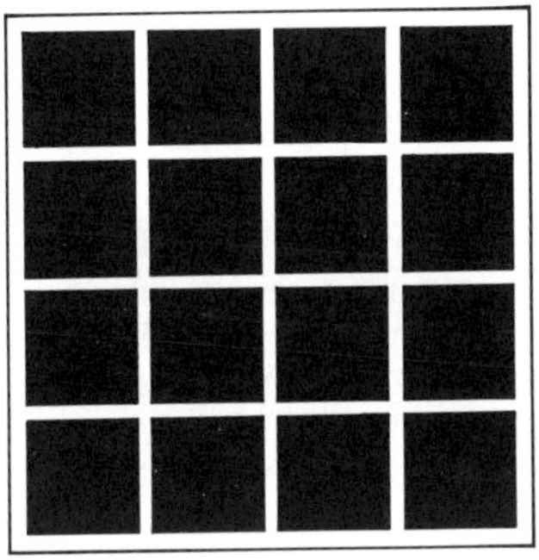

Fig. 34

♦ **56** A cause justement de cette manière défectueuse de regarder, il arrive fréquemment que les deux yeux n'accommodent plus simultanément sur le même objet. Voici un test simple qui révèle rapidement ce défaut de coordination oculaire, de convergence :

Un petit objet, tel que la pointe d'un crayon, est tenu à un mètre des yeux et rapproché lentement jusqu'à toucher le nez. Le sujet regarde cette pointe de crayon. Au cours du mouvement du crayon, un observateur placé exactement en face du sujet peut constater qu'un des deux yeux « s'éloigne » du point à regarder. A une certaine distance du nez (parfois près, parfois loin), les yeux regardent tous deux le même point mais, en deçà ou au-delà de cette distance, un des deux yeux ne fixe plus ce point.

Beaucoup de soi-disant myopes ou presbytes sont en fait des personnes dont les yeux ne fixent pas simultanément le même objet.

En raison du port de verres et, généralement, de la mauvaise utilisation des yeux, la zone centrale de la rétine (macula ou tache jaune, et spécialement *fovea centralis*), zone qui est normalement la plus sensible, peut devenir moins exercée que les parties environnantes. L'image de l'objet regardé ne se forme plus sur la macula mais à côté d'elle. Plus grave encore, ce qui existe autour du point regardé peut être vu plus apparent, plus net, plus clair que ce point.

Une vision normale n'est retrouvée que lorsque la macula a été réadaptée à son rôle. Sinon, il risque de se créer une fausse macula, d'où peut-être le strabisme.

Tous les exercices décrits ci-après sont d'une grande utilité pour ceux qui ont porté longtemps des verres, pour les strabiques, pour ceux qui regardent sans voir, sans fixer suffisamment un point précis de l'objet. Quand une fausse macula s'est formée, il est bon d'insister sur ces exercices.

Ne pas oublier d'exercer spécialement l'œil le plus faible, en cachant l'autre œil (fig. 23).

♦ **57** Lever le pouce ou la pointe d'un crayon à 15 ou 20 centimètres devant les yeux, à hauteur du nez. Regarder. Ciller. Rapprocher lentement le pouce ou le crayon jusqu'à la racine du nez, tout en le suivant du regard. Ciller. Eloigner jusqu'à bout de bras. Ciller et ainsi de suite (fig. 36).

Chaque temps doit durer de 2 à 3 secondes.

Certaines personnes éprouvent de la gêne ou même une certaine douleur dans les yeux, au début : signe que l'exercice est nécessaire. Arrêter, palmer, reprendre — mais sans aller jusqu'à la fatigue.

Même si les images ne sont pas nettes au début, exécuter l'exercice afin d'obtenir une amélioration progressive.

♦ **58** Lever le pouce ou la pointe d'un crayon à 10 ou 20 centimètres devant les yeux, à hauteur du nez. Regarder. Ciller. Puis porter le regard sur un objet distant d'au moins 5 mètres. Ciller. Revenir au pouce ou au crayon. Ciller, et ainsi de suite (fig. 35 a).

Répéter 10 ou 12 fois. S'arrêter et palmer en cas de fatigue. Bien fixer chaque objet ; ne pas se contenter d'un coup d'œil furtif car il est nécessaire d'obtenir une image aussi correcte que possible.

♦ **59** Exercice plus difficile. Lever le pouce ou la pointe d'un crayon à 15 ou 20 centimètres devant les yeux, à hauteur du nez. Puis regarder successivement (tout en accommodant bien sur chacun d'eux) 3 objets de plus en plus éloignés et d'éclairement très contrasté : par exemple, un livre, un angle de fenêtre, une cheminée ou le clocher d'une église (fig. 35 b).

Puis effectuer l'exercice en sens inverse. Répéter plusieurs fois assez fréquemment dans la journée et particulièrement lorsqu'on a à lire ou à exécuter un travail nécessitant la fixation du regard sur des objets proches (lecture, dentelle, couture, mécanique de précision...).

♦ **60** Regarder la pointe d'un crayon ou le bout d'un doigt. Suivre cet objet du regard pendant qu'on le déplace à différentes distances, de très près à très loin des yeux, en décrivant des cercles et des diagonales dans tous les sens. Ciller régulièrement (fig. 36).

♦ **61** Tenir dans la main une balle de la dimension de la balle de tennis. Lever le bras tendu sans raideur, dos de la main en haut. Pendant que le bras monte, lâcher la balle puis la reprendre en la suivant toujours

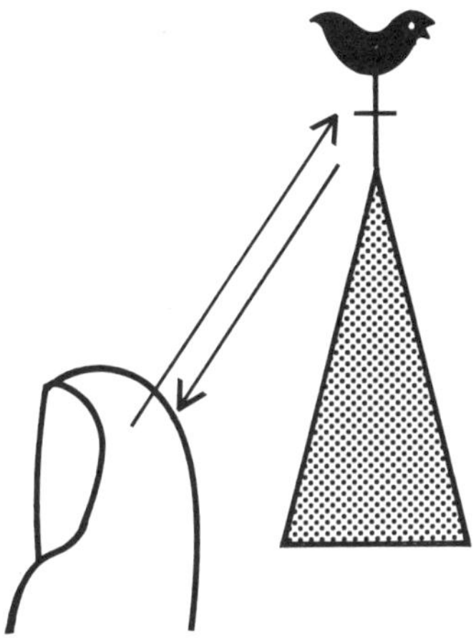

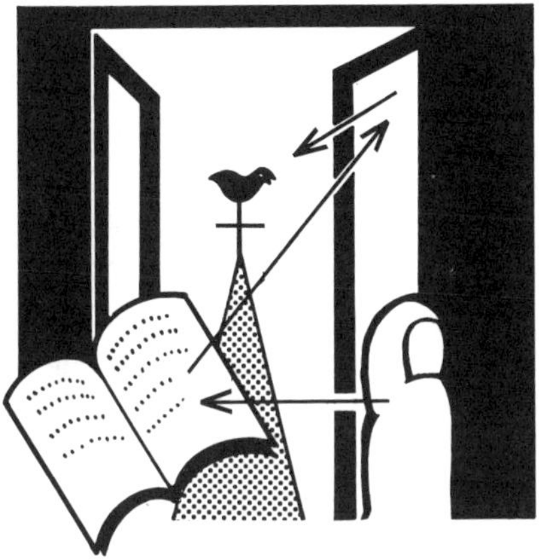

Fig. 35

Fig. 36

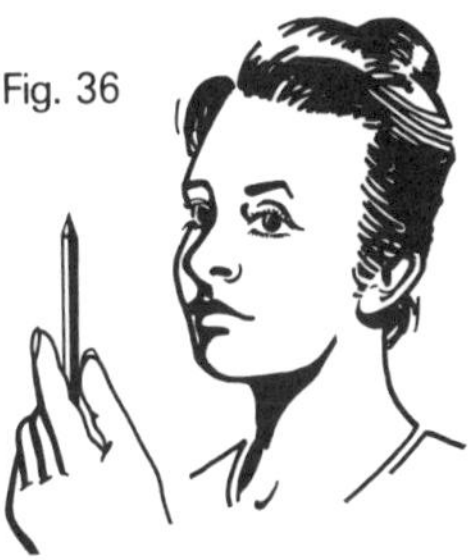

Fig. 37

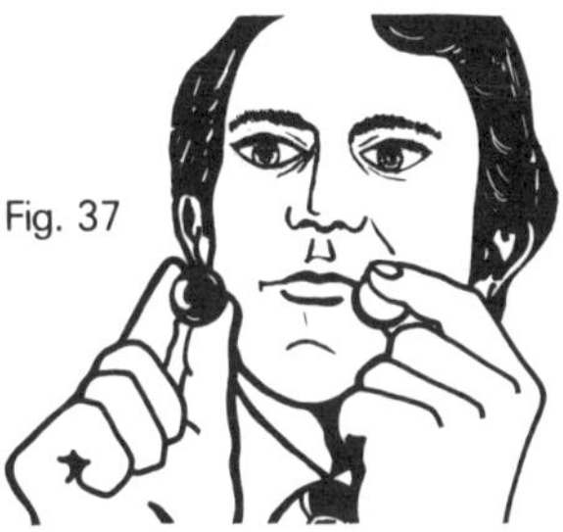

des yeux. Le mouvement doit être souple, détendu, sans saccade. Après 20 ou 30 répétitions, passer à l'autre bras

Puis, faire rebondir la balle contre un mur et la reprendre avec la main opposée. La faire rebondir au sol et la reprendre. L'exercice peut, avec de l'habitude, être exécuté avec 2 balles et plus, diversement colorées si possible.

L'exercice peut aussi être fait en groupe. Rester toujours bien détendu, avec des mouvements souples. Exercice particulièrement intéressant pour les enfants.

♦ **62** Exercice des deux boules. Tenir deux boules de couleur différente à 10 ou 15 centimètres des yeux. L'œil droit regarde la balle droite ; l'œil gauche regarde la balle gauche. Les deux balles sont d'abord rapprochées l'une de l'autre. Les écarter de 1 centimètre, les rapprocher, les écarter lentement un peu plus, les rapprocher, les écarter encore plus chaque fois.

Cet exercice est conseillé spécialement aux strabiques, mais il est très fatigant et nécessite des repos fréquents (palming, contraction des paupières...) (fig. 37).

♦ **63** Suivre attentivement une balle de tennis ou un autre objet qui se déplace rapidement (une automobile, par exemple). Accommoder sur un détail précis de cet objet, si celui-ci est volumineux. Ciller régulièrement.

♦ **64** Dessiner des lettres ou des signes quelconques sur un carton que l'on déplace rapidement devant les yeux, parallèlement et perpendiculairement à la direction du regard. Placer le carton à la distance de meilleure vision. Ciller régulièrement. Les mécanismes accommodateurs se trouvent fortifiés. Cet exercice s'effectue naturellement quand on lit dans un train ou une voiture en marche, mais il est indispensable de ne pas se tendre car la fatigue résulte alors de la crispation. La lecture en chemin de fer peut donc, si elle est bien menée (pendant très peu de temps), constituer un excellent exercice pour les yeux.

♦ **65** Regarder un objet éloigné et accommoder spécialement sur une partie de plus en plus réduite de cet objet. Ciller. Regarder à nouveau l'objet. Revenir au détail. Ciller. Après plusieurs répétitions, le détail apparaît beaucoup plus nettement et en relief.

♦ **66** Variante de l'exercice précédent. Pendant que le regard est porté sur le détail, essayer, de temps à autre, de porter l'attention sur la périphérie (à la manière de ceux qui « voient sans en avoir l'air »). Puis fixer le détail en oubliant la périphérie. Ciller régulièrement.

♦ **67** Assis ou debout, bien à l'aise, placer une carte postale ou une gravure à la distance des yeux où la vue est la meilleure. Balancer le regard d'un bord à l'autre, horizontalement. Mouvement lent, régulier (de 1 seconde et demie à 2 secondes chaque fois). Ciller à chaque bord. A faire pendant 20 ou 30 secondes. Puis, suivre les parties claires de l'image (tout en cillant régulièrement), pendant 20 ou 30 secondes. Accommoder sur un détail sombre. Celui-ci apparaît rapidement en relief accentué et coloré beaucoup plus intensément que le reste de l'image. L'impression est saisissante.

♦ **68 Exercice très important pour l'attention dirigée.** Ouvrir largement les yeux en portant attention à ce qui est vu sur les bords extrêmes du champ visuel, puis relâcher les paupières et porter l'attention sur un point central.

Moyen pratique : une roue avec son moyeu, à une distance des yeux telle qu'il faut faire un certain effort pour voir la circonférence extérieure. Diriger le regard sur le moyeu A mais en portant l'attention sur la circonférence extérieure B. A faire pendant 1 minute. Ciller régulièrement. Ensuite, porter l'attention (accommoder) sur le moyeu A pendant 1 minute. Ciller régulièrement. Recommencer jusqu'à ressentir une très légère fatigue. Rapprocher chaque fois un peu plus la roue, le moyeu A restant toujours à hauteur des yeux. Palmer après l'exercice.

♦ **69** *Pour améliorer la vision maculaire* grâce à l'accommodation centrale, il est bon de lire correctement, en fixant bien chaque mot ou mieux chaque lettre. L'habitude de voir « en gros » ne peut mener qu'aux troubles oculaires.

Voici un procédé mécanique destiné à encourager le déplacement de la vision maculaire pendant la lecture. Il s'agit d'une petite carte, de préférence de couleur sombre, percée d'un trou circulaire d'environ 15 millimètres de diamètre. La poser sur le texte à lire et la déplacer le long du texte, qui se lit dans son ouverture. Effectuer le déplacement plus ou moins rapidement suivant le sujet. Ciller librement. Se servir successivement de chaque œil pendant quelques lignes, puis ouvrir les deux yeux ensemble (fig. 39, d'après Price).

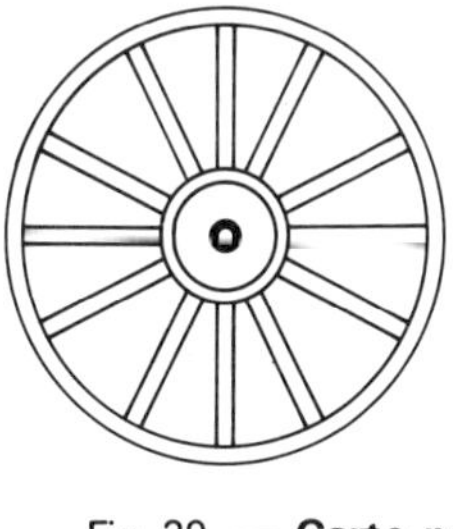

Fig. 38

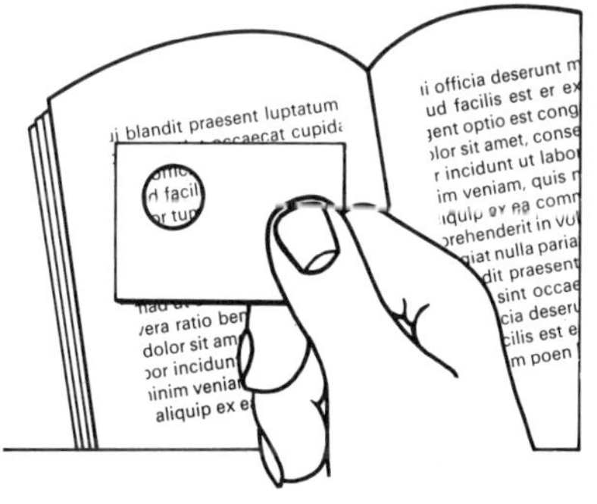

Fig. 39. — **Carte pour la lecture (Perfectionnement de la vision maculaire, d'après Price)**

♦ **70** *« S'attacher à regarder les petites surfaces blanches à l'intérieur des lettres, même si les caractères sont petits. Accommoder sur ces surfaces et non sur les lignes noires. »*

Lecture des micro-caractères. Voir à ce sujet le chapitre consacré à la lecture (♦ 88).

♦ **71** Voici un autre exercice qui, selon Price, a permis d'obtenir des *résultats extraordinairement favorables dans l'amélioration de la vision maculaire.* Matériaux : du papier et un crayon.

Dessiner une circonférence (par exemple à l'aide d'une pièce de monnaie) et remplir la surface du cercle avec des pointillés.

Les vues très faibles peuvent commencer avec quelques grands pointillés. (*« J'ai vu,* écrit Price, *des sujets qui n'ont pu commencer qu'avec un grand trait au milieu du cercle, tant l'acuité de leur vision était faible. Au fur et à mesure, ils purent ajouter d'autres traits en même temps que leur vision s'améliorait. D'autres commencent avec 20, 50 ou 100 pointillés, l'objectif étant de couvrir toute la surface avec le plus grand nombre de ces petits traits. »*)

Dans un cercle de 15 millimètres de diamètre, plusieurs centaines de pointillés peuvent être tracés. Cet exercice doit être exécuté soigneusement et avec beaucoup de persévérance car les progrès semblent lents au début.

Il est conseillé d'opérer avec chaque œil séparément puis avec les deux yeux simultanément : 10 pointillés par exemple avec un œil, 10 avec l'autre, 10 avec les deux yeux, etc. Entraîner un peu plus l'œil faible.

Ciller régulièrement. Regarder les blancs quelques instants de temps à autre.

S'entraîner souvent au cours de la journée. D'ailleurs, d'une manière générale, cultiver la précision. Regarder plutôt une fleur en détail qu'une grande branche d'une manière imprécise.

8. Exercices de fusion des images et de convergence particulièrement pour les strabiques

Voici quelques exercices qui permettent de perfectionner l'accommodation binoculaire et la fusion des images. Ils sont favorables à tous, mais spécialement à ceux qui souffrent de *strabisme.*

♦ **72** Entre les yeux et le milieu d'une page de texte imprimé, disposer verticalement une règle de la largeur d'un doigt. Celle-ci est approximativement à mi-distance entre les yeux et la page, de manière à cacher presque toute la moitié gauche du texte pour l'œil droit et presque toute la moitié droite du texte pour l'œil gauche. Une petite bande centrale sera seule vue avec les deux yeux.

Lire, de cette manière incite les yeux à surmonter l'obstacle que la règle place dans le champ de vision.

♦ **73 Exercice pour l'accommodation binoculaire.** Une carte de 10 centimètres sur 15 environ, de couleur foncée, et des balles ou boules (de la dimension d'une boule de billard) diversement colorées.

S'asseoir commodément devant une table et placer 3 balles espacées de 5 centimètres devant soi, à environ 40 centimètres.

Tenir la carte verticalement, appuyée sur le nez et le milieu du front, perpendiculairement à la ligne qui joint les deux yeux. Ajuster la distance pour que l'œil gauche (œil droit fermé) voie seulement 2 balles sur la gauche et que l'œil droit (œil gauche fermé) ne voie que 2 balles sur la droite. Une vue normale perçoit 3 balles lorsque les deux yeux sont ouverts simultanément, mais réellement elle verra seulement la balle du milieu avec les 2 yeux ouverts. Une personne qui louche verra invariablement 4 balles au lieu de 3, la balle du milieu étant vue double.

Par des exercices alternés répétés et de fréquents changements de couleurs des balles, les yeux s'habituent à accommoder à l'unisson ; une meilleure vision binoculaire en résulte — d'abord temporaire puis permanente. La vision des couleurs s'en trouve également très améliorée (♦ 121).

♦ **74 Autre exercice pour la fusion des images** (fig. 15). Placer une carte rigide entre les yeux et l'espace situé entre les deux troncs de pyramide. Tenir la carte verticalement, appuyée sur le nez et le milieu du front, perpendiculairement à la ligne qui joint les 2 yeux. L'œil gauche ne voit que le tronc de gauche, l'œil droit ne voit que le dessin de droite. Tout en cillant regulièrement, accommoder sur ces dessins, à la distance de meilleure vision pour commencer. Au bout de quelques secondes d'attention, un seul tronc de pyramide est vu en relief, comme dans un stéréoscope.

Nota. — On peut également utiliser cet exercice pour la correction des illusions d'optique (♦ 97).

♦ **75 Exercice pour le strabisme divergent.** (Un des deux yeux ou les deux yeux sont dirigés vers l'extérieur.)

Tenir un crayon à hauteur des yeux, à bout de bras. Regarder dans la direction du crayon, sans accommoder sur celui-ci mais sur un mur plus éloigné. On voit l'ombre de 2 crayons. Puis accommoder sur le crayon ; on voit un seul crayon.

A plusieurs reprises, rapprocher progressivement le crayon et répéter.

Ciller chaque fois que l'on change d'accommodation.

Quand le crayon est trop proche pour une accommodation correcte et qu'on ne peut plus voir qu'un seul crayon, tendre à nouveau le bras et répéter.

♦ **76 Exercice pour le strabisme convergent.** (Un ou deux yeux sont tournés vers l'intérieur.)

Tenir deux crayons à hauteur des yeux, un dans chaque main, espacés d'environ 20 centimètres — et à 10 centimètres environ du visage, de manière que, lorsqu'un œil est clos, l'autre œil puisse voir le crayon opposé juste au-dessus de la crête du nez.

Fermer un œil et, avec l'autre œil, regarder plusieurs fois chaque crayon alternativement, en accommodant correctement sur chacun d'eux. Même exercice avec l'autre œil.

Puis, les 2 yeux ouverts ensemble, tout en cillant naturellement, essayer de voir les 2 crayons également bien en même temps.

Eloigner un peu les deux crayons, jusqu'à quelques centimètres au-delà de la distance normale de lecture, par exemple à 30 ou 40 centimètres.

Répéter à plusieurs reprises.

9. Exercices pour l'attention, la mémoire et l'imagination

♦ 77 La vision est en étroite corrélation avec la mémoire et l'imagination ; de la qualité de celles-ci dépend l'acuité de la vision.

Un objet familier est toujours plus facilement distingué qu'un objet inhabituel, parce que mémoire et imagination nous viennent en aide. L'image de l'objet a été imprimée dans notre esprit grâce à des associations antérieures, et la mémoire de ces associations, plus l'image formée dans l'esprit, nous font saisir plus aisément l'objet déjà représenté mentalement qu'un objet regardé pour la première fois.

Nous ne savons pas regarder. Notre regard erre sans fixer aucun objet de manière précise et nette. La fonction visuelle, inexercée, s'atrophie.

Tous, et particulièrement si notre vue est défectueuse, nous devons donc perfectionner notre mémoire et notre imagination. « *La culture de la mémoire et de l'imagination non seulement améliore l'interprétation des images rétiniennes mais améliore les images elles-mêmes.* » (Bates)

♦ **78** Pendant une minute, regarder une surface claire et assez unie (un ciel bleu, par exemple). Puis interposer (entre les yeux et cette surface) une feuille de papier sur laquelle on a dessiné un point noir. On a l'impression de voir ce point dans le paysage précédemment regardé.

♦ **79** Accroître la difficulté en remplaçant le point par une lettre, puis par un mot, un paysage, etc. — sur un fond qui se complique lui aussi : arbre, maison, paysage...

♦ **80** Regarder un disque noir pendant 30 secondes, en cillant régulièrement. Puis l'évoquer, les yeux fermés, pendant 10 secondes. Le regarder à nouveau : il paraît plus noir.

♦ **81** Regarder un petit objet (n'importe quoi) ; bien noter sa forme, son volume, ses dimensions. Après l'avoir observé soigneusement, fermer les yeux et essayer de se souvenir aussi parfaitement que possible de ses caractéristiques. Ouvrir les yeux, contrôler, observer à nouveau. Fermer les yeux — et ainsi de suite. 5 minutes par jour suffisent. Ne pas oublier de ciller normalement.

♦ **82** Un mot dans une page imprimée (ou même une seule lettre est parfois préférable à un objet, particulièrement au début de la rééducation. Regarder une lettre ; bien en observer les caractéristiques ; fermer les yeux ; imaginer cette lettre de la couleur la plus noire possible ; ouvrir les yeux et la regarder encore ; elle paraît alors plus noire que précédemment (signe de vision améliorée). Répéter à plusieurs reprises, puis passer à d'autres lettres ou mots.

On peut utiliser à cet effet la *carte-test* annexée à cet ouvrage.

♦ **83** Effectuer mentalement un calcul facile en inscrivant en imagination des chiffres sur un tableau fictif (yeux fermés). Essayer d'obtenir la réponse en voyant mentalement tous les chiffres, sans utiliser de papier ni de crayon.

♦ **84** Imaginer que l'on suit une balle de tennis que se renvoient deux joueurs ; puis compliquer la situation en imaginant quatre joueurs ; puis deux équipes de volley-ball adverses, par exemple.

♦ **85** Chaque fois que possible, agir en aveugle. Chez soi, dans l'obscurité ou en fermant les yeux, essayer de retrouver son chemin, d'ouvrir des portes, de retrouver un objet dans un placard, etc. S'habiller, se raser en fermant les yeux.

♦ **86** Exercice de la ficelle. Tendre une ficelle d'un mètre ou deux, presque à l'horizontale. A l'extrémité attachée à un point fixe, fixer un objet de couleur claire et voyante (jaune, rose, rouge, verte, bleue, violette...). Tenir l'autre extrémité à hauteur du bout du nez et à 10 ou 15 centimètres de celui-ci. Regarder l'extrémité tenue à la main. Ciller. Suivre la ficelle du regard jusqu'à l'extrémité opposée (2 à 3 secondes). Ciller. Regarder l'objet de couleur claire (2 ou 3 secondes). Ciller. Suivre la ficelle du regard jusqu'à l'extrémité tenue à la main (2 ou 3 secondes). Ciller. Répéter de 6 à 30 fois (fig. 40).

Fermer alors les yeux sans modifier la position de la tête ni celle de la ficelle. Se rappeler la scène et la revivre par l'imagination. Puis, se représenter, toujours en imagination, l'objet de couleur. Ouvrir les yeux de manière que le regard tombe directement sur cet objet. Palmer pendant quelques minutes. Recommencer l'exercice entier.

Nota. — On peut accroître la difficulté de l'exercice en attachant à la ficelle plusieurs objets de couleurs différentes (épingles à linge en matière plastique, par exemple).

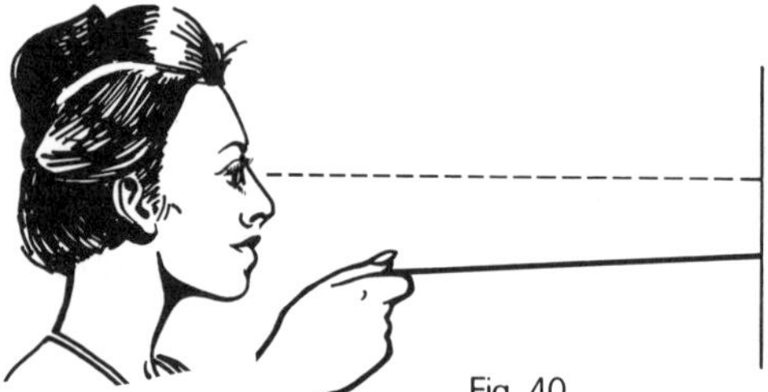

Fig. 40

♦ **87** Prendre des balles de 8 ou 10 couleurs différentes. Les faire rouler successivement en les suivant sans tension du regard (de ce point de vue, la pratique du billard est excellente).

Puis, fermer les yeux et se rappeler l'ordre dans lequel on a jeté les balles, les incidents qui ont pu se produire au cours de leur progression, les rebondissements, etc.

Nota. — Au début, pour les mémoires peu exercées, se servir de 2 ou 3 balles, puis en augmenter graduellement le nombre.

10. La lecture

a) La lecture est favorable à la vue

♦ **88** La lecture est censée être la principale responsable du surmenage visuel, particulièrement lorsque l'éclairage est défectueux. En réalité la lecture correcte constitue un des meilleurs moyens de garder des yeux actifs et sains. Elle ne peut jamais être défavorable, quelle que soit sa durée, à condition que les yeux soient détendus au cours de cette activité. **La lecture n'use pas les yeux ; au contraire, elle les entretient.**

Les emmétropes (personnes dont la vue est normale) peuvent lire sans difficulté ni trouble dans n'importe quel éclairage (au grand soleil comme au clair de lune). Mais les personnes dont la vue est défectueuse, particulièrement les porteurs de verres, ont contracté de mauvaises habitudes qui tendent à entraîner un surmenage rapide des yeux.

Au cours de la lecture, il suffit que l'œil accomplisse le mouvement nécessaire pour déchiffrer une rangée de caractères d'imprimerie. Pendant une lecture assidue, cet effort peut se renouveler plusieurs milliers de fois par jour. Il y a de grandes chances pour que l'œil perde progressivement sa capacité d'accomplir des mouvements de plus grande amplitude et moins habituels, faute d'être exercé dans ce sens.

Autre constatation : les muscles qui font se mouvoir l'œil de gauche à droite et de droite à gauche, pour suivre les lignes, travaillent beaucoup plus intensément que les autres. Il va donc se produire un *déséquilibre dans le développement et la fatigue des divers muscles oculaires, cause de la distorsion du globe oculaire*. Il en résulte une accommodation imparfaite. La lecture devient ainsi progressivement plus difficile et fatigante, de même que toute l'activité visuelle en général.

La lecture (sans lunettes), pratiquée correctement chaque jour pendant un temps suffisant, est *un des meilleurs exercices* qui soient pour la bonne santé des yeux.

b) Conseils pour la lecture des caractères d'imprimerie normaux

♦ **89** S'asseoir commodément, la tête bien libre. Pratiquer deux ou trois respirations profondes. Palmer quelques minutes. Prendre un livre ou un journal et commencer à lire à la distance à laquelle les lettres sont vues le mieux et le plus facilement sans lunettes (pour les myopes : de 15 à 30 centimètres ; pour les hypermétropes : au-delà de 50 centimètres).

Dans la myopie extrême, il peut être utile de couvrir successivement chaque œil (sans pression), car la distance de lecture peut être réduite à un point tel que la convergence des deux axes visuels est mal réalisée.

D'autre part, quand un œil est plus faible que l'autre, il doit être entraîné plus longuement ; couvrir alors l'œil le plus fort.

Lire une demi-page ou une page entière, ou quelques lignes, ou une ligne, ou même quelques mots (suivant l'état de la vue), jusqu'au moment où est ressentie une légère fatigue. Cesser alors, fermer les paupières pendant quelques secondes. Recommencer. Ciller régulièrement pendant la lecture. S'il le faut, palmer pendant et après l'exercice.

Peu à peu, la lecture deviendra aisée pendant un temps de plus en plus long, jusqu'à plusieurs heures, sans lunettes ni artifice.

Ne pas cligner des yeux, ni contracter les paupières ; il faut lire naturellement, sans tension des muscles de la nuque.

c) Lecture des caractères microscopiques

♦ **90** Lire des caractères microscopiques, extrêmement ténus, est très favorable pour une bonne vision, contrairement à ce que l'on peut penser. S'y exercer d'abord pendant quelques secondes, puis augmenter progressivement la durée de lecture. Ciller régulièrement. Toujours interrompre l'exercice dès qu'une légère fatigue apparaît. Palmer ou fermer les yeux très fréquemment au début. Recommencer. Et ainsi de suite. Ne pas forcer. Il est bon, au cours de la lecture, de lever les yeux de temps à autre et d'accommoder sur un objet situé au loin, puis de revenir à la lecture de près.

La détente totale est indispensable. Dès que la lecture des caractères microscopiques se fait sans fatigue, la vue s'améliore rapidement.

Notons que le myope lit très bien les caractères microscopiques, tandis que l'hypermétrope, le presbyte, l'astigmate, éprouvent souvent des difficultés à le faire ; il est alors bon de commencer par de plus gros caractères, à réduire progressivement.

Rappelons l'intérêt de l'exercice avec la carte perforée (♦ 69).

d) Conseils complémentaires pour la lecture et l'accommodation correcte :

♦ **91** — Si le travail est peu varié, avec fixation de la vue sur des points proches, interrompre de temps à autre cette activité et, pendant un moment, regarder des objets plus éloignés, alternativement clairs et sombres.

— Au cours de la lecture, modifier fréquemment la distance entre la page et l'œil, en avançant et reculant le livre ou la tête.

— Disposer la page en oblique par rapport au corps ; ainsi, le va-et-vient des yeux s'effectue en diagonale et non plus seulement latéralement.

e) Conseils importants

♦ **92** Ils sont donnés par Bates (traduction condensée d'un extrait de son livre *l'Art de voir*) : de Aldous Huxley qui présente travail de Bates

Au cours de la lecture, vous devez regarder les espaces blancs entre les lignes — mais non pas les lignes elles-mêmes. La raison en est que, sans effort, vous balayez ainsi du regard une surface de base uniforme.

Fixer les yeux sur un mot seul ou sur plusieurs lettres provoque une certaine tension si le texte à lire est long, et la tension altère la vision.

Quand une personne dont la vue est normale regarde les espaces blancs en balançant rythmiquement le regard à travers la page d'une marge à l'autre, elle peut lire rapidement, facilement et sans fatigue.

Si cette personne regarde les lettres, ses yeux se fatiguent et la vision s'altère.

Ceux qui ne peuvent pas bien lire de près fixent toujours leur attention sur la partie imprimée. Ils se tendent. En conséquence, ils voient très mal. Ils ne peuvent bien voir tant qu'ils n'ont pas appris à regarder les espaces blancs entre les lignes.

La lecture peut être améliorée si l'on accroît le pouvoir de retenir ou d'imaginer la blancheur. Cette amélioration est possible par le moyen suivant :

— Fermer les yeux et imaginer quelque chose de plus blanc que la page en face de soi : neige blanche, amidon blanc, linge blanc...

— Rouvrir les yeux.

Si les images mentales de blancheur ont été claires et intenses, vous trouverez que les espaces blancs entre les lignes apparaissent, pour un instant, plus blancs qu'ils ne sont en réalité.

Répétez régulièrement cet exercice.

Quand votre vision mentale de blancheur deviendra assez bonne pour que vous puissiez constamment voir les espaces entre les lignes et aussi les blancs qu'ils sont en réalité, alors les mots imprimés vous paraîtront, par contraste, plus noirs, et les yeux pourront lire et voir facilement sans effort ni fatigue.

f) La fine ligne blanche

♦ **93** Quand on a pu imaginer parfaitement la blancheur, il arrive souvent que l'on peut voir une fine ligne blanche mieux que le reste des espaces blancs. Cette ligne blanche peut être comparée à une mince lumière fluorescente qui se déplace rapidement d'une marge à l'autre, juste sous les lettres.

Cette ligne blanche imaginaire (non consciente généralement) est d'un grand secours dans la lecture car elle accroît réellement la rapidité des connexions yeux-cerveau.

Lorsque cette illusion de la ligne blanche est perçue, imaginée et remémorée, la lecture prolongée devient possible sans fatigue.

g) Faut-il lire au lit ?

♦ **94** Contrairement à ce que l'on prétend souvent, la lecture au lit n'est pas défavorable par elle-même. L'œil doit pouvoir agir dans n'importe quelle position, mais le danger survient lorsque la tension devient excessive et que le seuil de la fatigue visuelle est atteint.

Grâce à la lecture au lit, certains muscles peu exercés retrouvent de l'activité. Il ne faut pas exagérer leur travail. Ciller fréquemment, palmer de temps à autre, tenir la page à 30 ou 40 centimètres des yeux.

Lire dans de mauvaises conditions est toujours un excellent exercice quand on sait agir sans tension.

h) Faut-il lire en période de fatigue ou de maladie ?

♦ **95** Jamais. Un organisme fatigué ou en mauvaise santé a besoin de repos. Le meilleur repos est le sommeil ; sinon, relaxation, palming, alternance d'activités complémentaires et compensatrices.

Le mal portant qui s'obstine à lire au lit compromet ou au moins retarde son rétablissement.

i) Faut-il lire avec un faible éclairage ?

♦ **96** Lire sans tension, sans aller jusqu'à la fatigue, à la faible lumière, est un excellent exercice pour les yeux. Shelton conseille de lire assez souvent dans l'obscurité presque totale, au clair de lune, par exemple ; ou, au contraire, au grand soleil.

Habituellement, toutefois, la lumière de la pièce doit être assez intense, sans excès, avec une plus grande concentration des rayons sur la page.

La réflexion de la lumière ne doit pas s'effectuer dans les yeux mais les rayons doivent arriver de côté (de préférence du côté gauche lorsqu'on écrit).

L'éclairage par fluorescence est l'objet de critiques sévères. Non seulement, les rayons sont peu favorables à la rétine mais encore l'effet stroboscopique dû à la défectuosité de certaines installations est à l'origine de la tension nerveuse et oculaire.

11. Exercices de correction des illusions d'optique

a) Acquisition de l'objectivité

♦ **97** Nous avons dit par ailleurs que le mental était prépondérant dans la vision correcte. L'interprétation de l'image est plus importante que la simple impression de la rétine. Nous ne voyons guère que ce que nous voulons bien voir, consciemment ou inconsciemment. Autrement dit, *seulement une partie de ce que nous voyons vient de l'extérieur : le reste se trouve en nous-même,* et les expériences passées sont à l'origine du sens de nos interprétations.

Nous ne voyons généralement plus avec un « œil neuf », comme le petit enfant. *Nous déformons inconsciemment, involontairement, la réalité que nous regardons.* Nous devons donc réapprendre à voir les choses telles qu'elles sont, d'une manière puérile, naïve, primitive. Dépouillons-nous de notre tendance à penser ou voir suivant ce qui nous est habituel : *voyons l'originalité de chaque objet.*

Les gravures que nous présentons (fig. 41 et suiv.) reproduisent des illusions d'optique. Nous interprétons en effet ces images d'une manière conformiste. Par exemple, l'image qui représente un escalier est vue comme un escalier traditionnel. Mais nous pouvons tout aussi bien voir le dessous d'un escalier si nous savons nous libérer de notre « idée fixe et préformée ». Il y a donc intervention de l'attention, de l'imagination et du jugement ; en même temps, nous y trouvons matière à délassement, à détente. Voilà pourquoi les exercices que nous allons conseiller sont éminemment favorables à la santé des yeux, à l'amélioration de la vision, au perfectionnement des facultés de compréhension objective, d'attention, de jugement, d'imagination. Ils sont aussi un excellent entraînement de la vision maculaire.

Les premières séries d'illustrations sont interprétées en deux dimensions seulement (longueur et largeur) ; l'inhabituel est suggestionné surtout par le contraste lignes d'angle-direction.

La seconde série d'illustrations met en jeu le sens de la vision stéréoscopique ou troisième dimension (profondeur) pour leur interprétation. Il y faut habituellement le sens de la perspective associé à la vision binoculaire.

Il est amusant et intéressant de constater que les difficultés sont souvent rencontrées au cours de l'« accommodation variable », même si on sait que ce qui est vu est une illusion.

La possibilité de réussir cette « accommodation changeante, ou variable » se perfectionne avec la pratique. Si les conseils donnés par ailleurs concernant la détente et la relaxation sont suivis en même temps, il en découle un bénéfice notable et permanent.

b) Exécution des exercices

♦ **98** Prendre les illustrations dans n'importe quel ordre, une à une, et faire les exercices d'abord avec un œil, puis avec l'autre et enfin avec les deux yeux simultanément.

En se relaxant, en cillant régulièrement et en faisant varier lentement la distance, les figures seront vues plus aisément dans un sens puis dans l'autre.

Apprendre à faire abstraction, sans effort ni tension, de tout ce que l'on sait pour voir sans idée préconçue, objectivement, l'objet nouveau.

♦ **99** Fig. 41 et 42. Les deux lignes horizontales sont parallèles ; on peut le vérifier aisément en inclinant la page sur le côté et en regardant les lignes à partir du bord.

On les voit d'abord brisées. Essayer à nouveau de les apprécier vraiment comme parallèles en déplaçant le regard lentement sur toute leur longueur. Ciller régulièrement. Regarder à la distance de vision correcte, sans tension.

♦ **100** Fig. 43. Les diagonales semblent s'incliner les unes vers les autres ; elles sont parallèles en réalité.

♦ **101** Fig. 44. Le rectangle paraît plus étroit en haut qu'en bas. En réalité, les côtés sont parallèles.

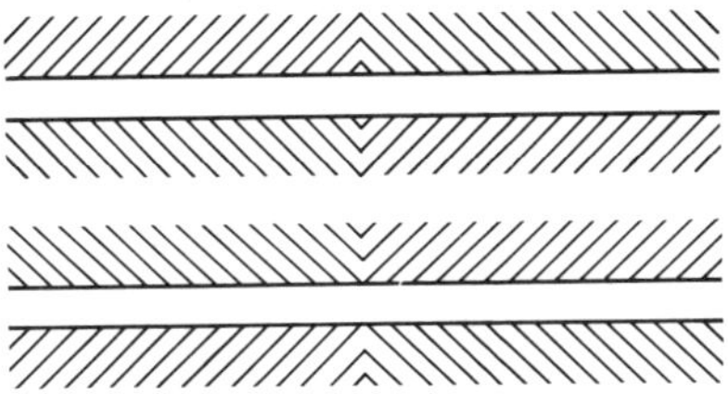

Fig. 41 et 42

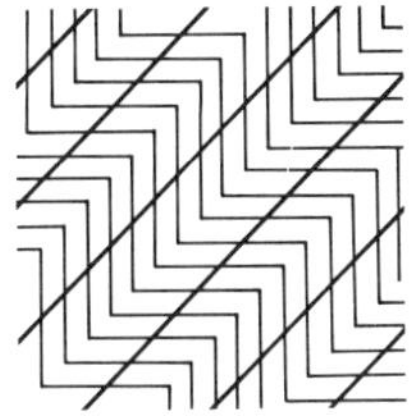

Fig. 43

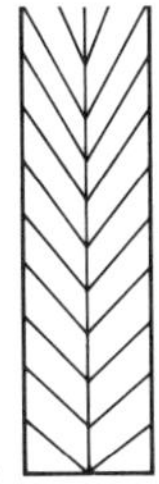

Fig. 44

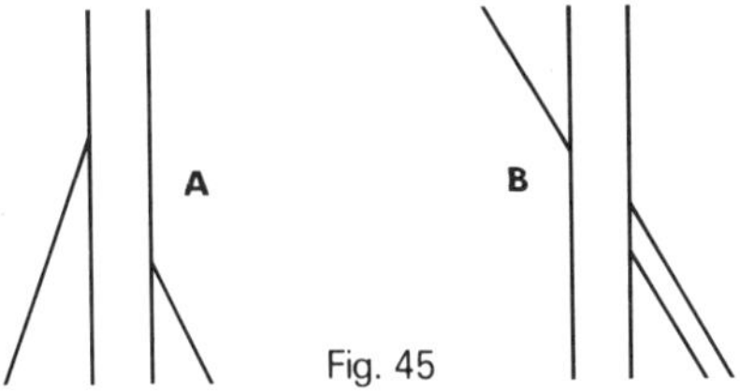

Fig. 45

Fig. 46

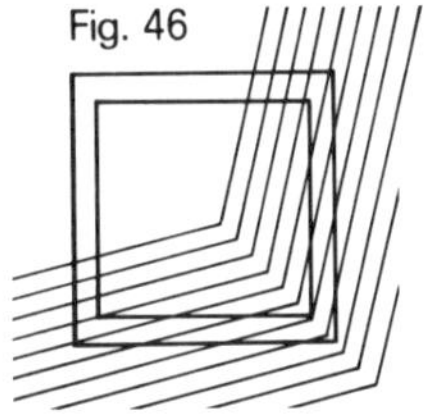

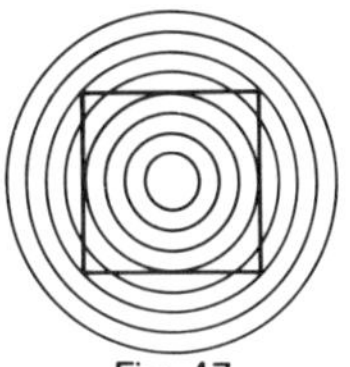

Fig. 47

♦ **102** Fig. 45. Dans le premier dessin (a), les lignes obliques se rencontrent au même point sur la ligne verticale. Dans le deuxième dessin (b), le prolongement de la ligne oblique de gauche semble être dans la direction de la ligne supérieure de droite. En réalité, elle est dans la direction de la ligne du bas. Ici encore, on peut vérifier en tournant le livre sur le côté et apprécier ensuite en regardant directement.

♦ **103** Fig. 46 et 47. Dans ces dessins, les côtés des carrés paraissent tordus ou asymétriques. Toujours vérifier de la même manière que ces figures sont bien des carrés parfaits.

♦ **104** Fig. 48, 49. D'une manière semblable, ces deux dessins illustrent l'illusion de distorsion des circonférences. Le second, en particulier, nécessite une grande pratique de la vision maculaire pour une appréciation correcte du fait que les circonférences sont parfaites et concentriques et non qu'il s'agit d'une spirale. (Accommoder sur chaque circonférence à la fois et la suivre à plusieurs reprises.)

♦ **105** Fig. 50. Ici encore, une bonne attention et une vision maculaire entraînée sont nécessaires pour se rendre compte qu'il s'agit d'une ligne continue et non d'une série de rectangles.

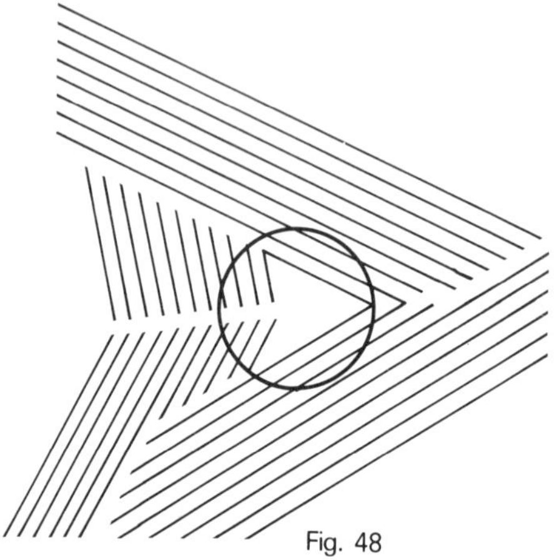

Fig. 48

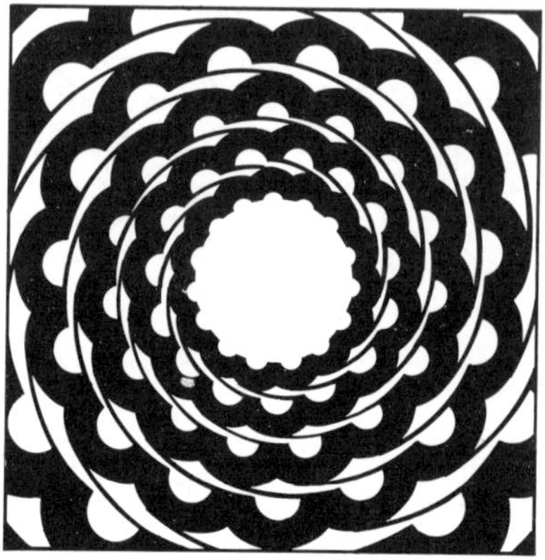

Fig. 49

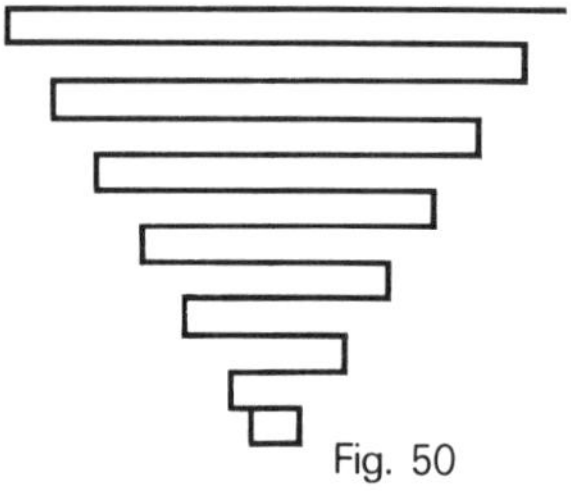

Fig. 50

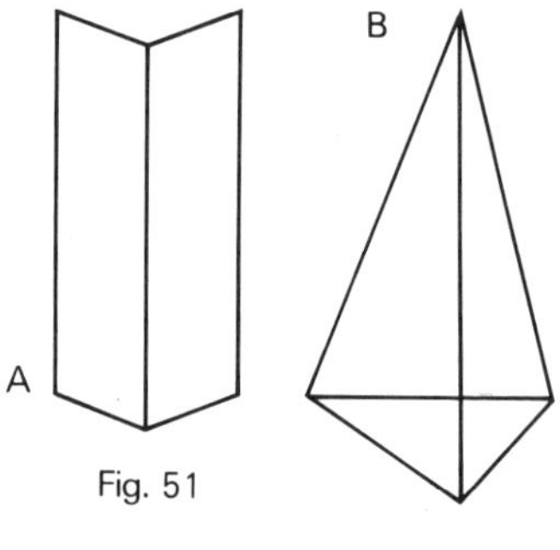

Fig. 51

♦ **106** Fig. 51. Pour la stimulation de la vision stéréoscopique, du sens de la profondeur.

Le premier dessin (a) peut facilement être conçu comme une carte postale pliée, ou comme deux panneaux d'un écran, ou encore comme un livre ouvert. Grâce à un léger effort, on peut imaginer que l'angle est alternativement en avant et en arrière. Par exemple, on peut voir l'extérieur de la couverture d'un livre ou l'intérieur d'un livre ouvert.

Le second dessin (b) est une pyramide qui peut se tenir sur sa base ou aussi bien s'incliner vers le fond, montrant sa base inférieure.

♦ **107** Fig. 52. Le dessin d'un groupe d'anneaux formant une sorte de squelette de tube est familier. Suivant que l'attention se porte à un bout ou à l'autre du tube, l'ouverture peut être indifféremment imaginée à droite ou à gauche, à volonté.

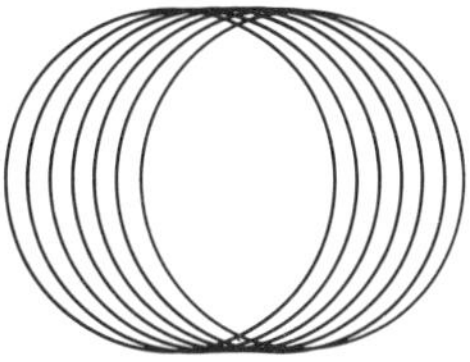

Fig. 52

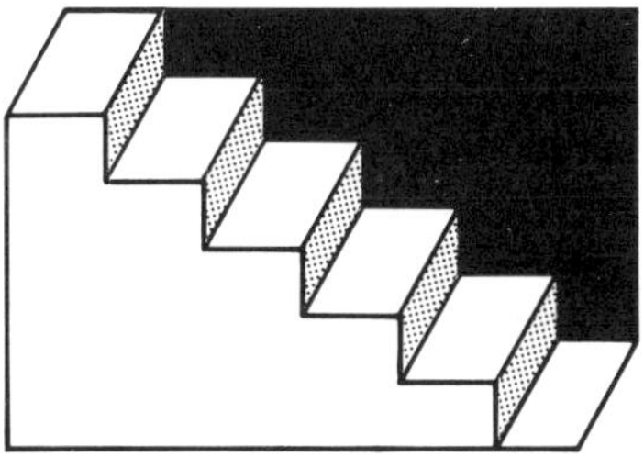

Fig. 53

♦ **108** Fig. 53. Ce dessin est plus difficilement apprécié. L'escalier sera invariablement imaginé comme si on regarde vers le bas, sur les escaliers ; mais, la pratique aidant, il peut soudainement être vu « par le dessous ». Pour aider certaines personnes, on peut leur demander quel est le mur le plus proche, le blanc ou le noir.

♦ **109** Fig. 54. Voici une dalle à laquelle il manque un morceau d'angle. Mais on peut voir aussi une grande dalle, avec une autre petite dalle accolée à un angle, dans une perspective légèrement différente.

♦ **110** Fig. 55. C'est une colonne en briques sur la gauche, avec un mur qui la prolonge vers la droite et un carré de sol remplissant l'angle. On peut aussi voir la colonne à droite avec une seconde colonne sur la gauche, dans une perspective différente.

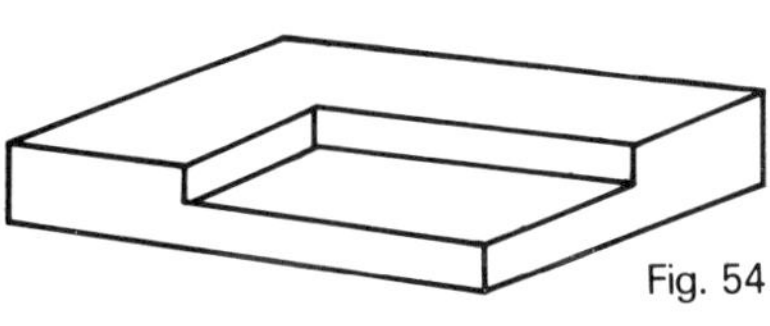

Fig. 54

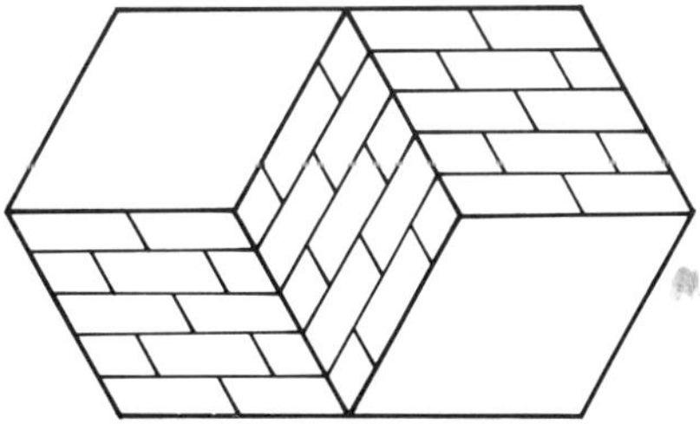

Fig. 55

♦ **111** Fig. 56. Cet autre dessin représente 6 (ou 7) cubes. Regarder à plusieurs reprises avec chacun des deux yeux, puis les deux yeux ouverts, jusqu'à ce qu'on puisse voir, alternativement, le diagramme représentant soit 6, soit 7 cubes.

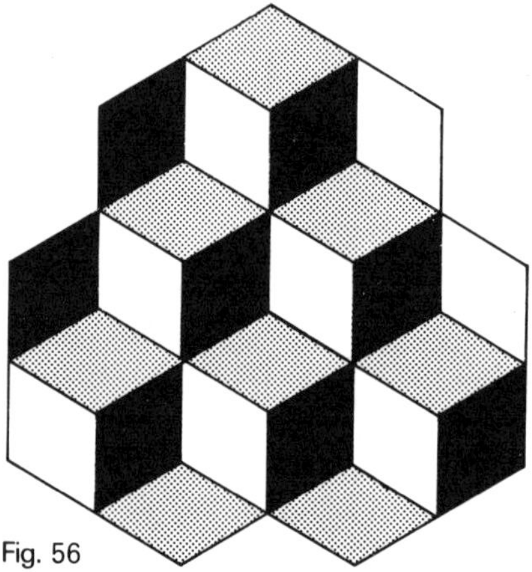

Fig. 56

♦ **112** Le but visé, avec toutes ces illustrations, est de devenir capable de changer la perspective à volonté, avec aisance, sans effort. Au début, l'accommodation se réalise de préférence dans un sens donné — mais il devient de plus en plus facile de voir dans n'importe lequel des deux sens possibles.

12. Soleil, lumière, couleur

a) Soleil et lumière

♦ **113** Faute de la totalité des rayons du spectre solaire, la rétine s'atrophie ; les pigments rétiniens s'altèrent et perdent de leur puissance.

La lumière exerce sur l'organisme une influence excitante et tout accroissement de l'intensité de l'éclairement agit dans le même sens, qu'il s'agisse de sa quantité ou de son intensité. Au contraire, tout assombrissement a une influence paralysante.

Les effets de la lumière sont perçus par les yeux mais aussi par toute la surface du corps : ces effets chémotoniques se constatent également chez les aveugles, mais avec généralement moins d'intensité car l'accroissement ou la diminution de notre vitalité dépend d'une façon prédominante de la perception sensorielle consciente que nous avons du degré de l'éclairement et de la couleur de la lumière.

Nous ne supportons une lumière aveuglante que dans certaines conditions et pendant un temps assez court. Notre organisme réclame toujours un *éclairement gradué* et *changeant* (indispensable pour une bonne régénération des cellules et du pourpre rétiniens). Il existe, en effet, un rythme optimal en ce qui concerne l'action de la lumière comme des autres facteurs naturels. **L'organisme vivant prospère dans les meilleures conditions, sent un maximum de bien-être, développe son maximum d'activité, lorsque existe une variation périodique de la nature et de l'intensité de la lumière. Ce besoin est en partie satisfait par la succession du jour et de la nuit, du temps clair et du temps sombre, des saisons, le cillement.**

On a émis l'hypothèse suivante : par l'intermédiaire de l'hypophyse (glande située à proximité du chiasma optique), le système neuro-glandulaire se trouve stimulé par la lumière qui pénètre dans les yeux. D'où l'impression de renouveau que l'on éprouve au printemps et l'euphorie des jours clairs.

D'autre part, les échanges entre les diverses couches de la rétine, et entre la rétine et la choroïde (membrane nourricière de la rétine), sont améliorés par l'exercice, par les alternances ombre-lumière. Les substances nécessaires aux réactions chimiques dans la rétine, mieux fournies et de meilleure qualité, permettent donc d'obtenir une amélioration de la vision. A la lumière, le pourpre rétinien est transformé en substances sensibles ; à l'obscurité, le pourpre rétinien est reconstitué par l'épithélium pigmentaire, à la base de la rétine.

Les alternances ombre-lumière ont indéniablement une influence favorable :

a) sur la composition chimique de l'humeur aqueuse et du corps vitré ;
b) sur le métabolisme de la choroïde ;
c) sur l'hypophyse et le système neuro-glandulaire ;
d) sur la production et l'utilisation du pourpre rétinien ;
e) sur la santé de la rétine ;
f) sur le jeu des muscles iriens ; etc.

b) Exercices lumière et obscurité

♦ **114** Adaptation à la lumière. Regarder alternativement des objets sombres et des objets éclairés. Par exemple, au cours d'une lecture, quitter des yeux la feuille éclairée et porter le regard sur un objet situé dans l'obscurité. Ciller régulièrement (fig. 35).

♦ **115** Assis confortablement ou debout sans crispation, se placer face au soleil, la tête bien levée. Tourner lentement la tête de droite à gauche, puis en sens inverse, en gardant les paupières naturellement closes, sans tension (fig. 57).

Exercice à effectuer quelques minutes, plusieurs fois par jour.

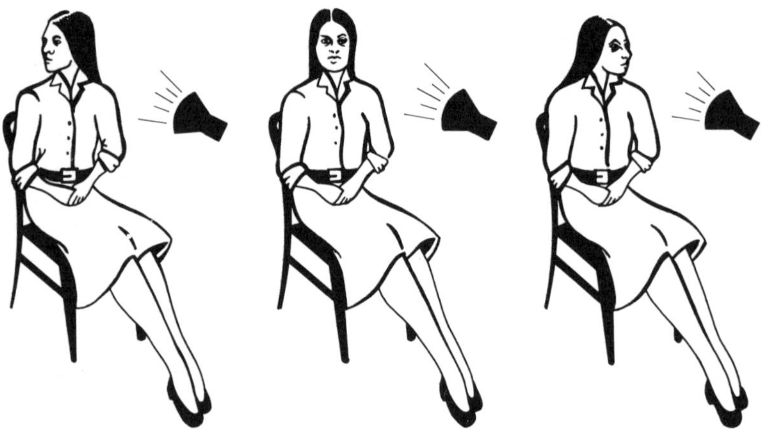

Fig. 57. — **Balancement de la tête devant la lumière**

♦ **116** Après quelques jours d'accoutumance aux exercices précédents, opérer de la manière suivante. Après quelques minutes suivant l'exercice précédent, lorsqu'une relaxation suffisante est obtenue, ouvrir les paupières une demi-seconde en fin de course, à droite et à gauche, de manière à donner un bref coup d'œil vers le ciel ou les nuages bien lumineux. Les yeux repassent devant le soleil, paupières fermées. Cet exercice est extrêmement reposant.

♦ **117** Quelques jours ou quelques semaines plus tard, suivant le cas, opérer de la manière suivante. En tournant la tête à gauche et à droite, entrouvrir à peine les paupières, de manière à laisser pénétrer en permanence dans l'œil un mince filet de lumière. Celle-ci ne devra plus être douloureuse.

C'est alors que l'on pourra s'exercer avec précaution à ciller devant le soleil. *L'hypersensibilié à la lumière aura disparu.*

♦ **118** Face au soleil, ouvrir partiellement les paupières en clignant légèrement des yeux. Faire se mouvoir les globes oculaires circulairement dans un sens puis dans l'autre, à plusieurs reprises, de manière que les rayons lumineux tombent sur la sclérotique (blanc de l'œil) mais non sur la cornée transparente.

♦ **119** Exercice avec la carte perforée. Entre le soleil (ou la lampe) et les yeux (et à 10 centimètres de ceux-ci), interposer une carte perforée. Cette carte est carrée et a 30 ou 40 centimètres de côté ; elle est percée de trous de 3 millimètres de diamètre, régulièrement espacés de 1 ou 2 centimètres (fig. 58).

Garder les paupières closes. Mouvoir lentement la carte, pendant une minute, dans tous les sens. Retirer la carte, les yeux toujours fermés, pendant une minute. Puis recommencer.

L'effet est comparable à celui des rayons solaires filtrés à travers les branches des arbres. La rétine est influencée très favorablement. Cet exercice est particulièrement recommandé en cas de *décollement de rétine.*

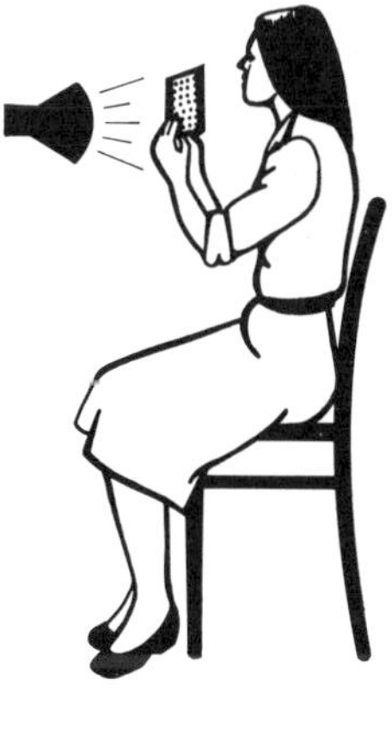

Fig. 58. — **Exercice de la carte perforée**

c) Notes complémentaires

♦ **120** Ne jamais porter de verres pendant les exercices.

Devant le soleil, le meilleur moment pour exécuter les exercices se situe : le matin entre 9 et 11 heures ; l'après-midi entre 15 et 18 heures. Eviter les périodes de digestion, de congestion, de malaise général.

A défaut de lumière solaire, utiliser les sources artificielles de lumière. Par exemple, une lampe de 75 watts à 60 centimètres des yeux, ou 100 watts à 90 centimètres, ou 150 watts à 1 mètre. Nous conseillons de commencer à 2,50 m environ avec 150 watts, puis de réduire progressivement cette distance. A l'aide d'une loupe, un praticien expérimenté peut augmenter la concentration des rayons sur une partie déterminée de l'œil (fig. 57).

Effectuer une *séance de palming après chaque exercice devant le soleil* ou la lumière artificielle.

Durée des exercices : quelques minutes (2 ou 3 au début), jusqu'à 10 ou 15 minutes si le soleil ou la source artificielle n'est pas trop intense.

« Chaque fois que possible, commencez la journée en exposant les yeux au soleil, paupières closes ; quelques minutes suffisent. » (Bates)

Bien conduits, sans fatigue, ces exercices sont très efficaces dans de nombreux troubles oculaires : myopie maligne, faiblesse et décollement de la rétine, troubles des humeurs, cataracte, affections de l'iris, inflammations telles que la conjonctivite, l'iritis, etc.

d) Utilisation des couleurs

♦ **121** L'utilisation des couleurs dans les troubles visuels est souvent bienfaisante.

Lumière dite « blanche ». La meilleure source de lumière, la plus naturelle pour les êtres terrestres, est le soleil. Il faut y recourir chaque fois que possible. A défaut de soleil, utiliser la lumière artificielle mais certaines sources sont plus favorables que d'autres. Nous préférons généralement une lumière un peu jaune, comme celle que nous donne le soleil « doré » des heures qui ne sont pas celles du milieu du jour. La lumière des bougies, des lampes à filament, des lampes à pétrole, sont plus agréables que celle de l'arc électrique, des becs à gaz du genre Auer, de l'acétylène. Les fabricants de lampes fluorescentes en tiennent compte.

Lumière rouge. Le rouge est excitant, stimulant, « chaud ». Il est contre-indiqué chez les grands nerveux et dans les inflammations aiguës (rétinite, conjonctivite, iritis...). Il est conseillé dans la cataracte et même dans le décollement de la rétine (avec les plus grandes précautions), ainsi que dans la paralysie des muscles externes de l'œil.

Lumière bleue. Cette couleur est froide et sédative. Elle est bienfaisante dans les inflammations des nerfs et des tissus en général, les douleurs diverses, les maux de tête, les congestions. C'est la couleur de choix de l'hypertension, de l'hyperthyroïdie, du nystagmus. Elle est déconseillée dans la dépression, l'anémie, le lymphatisme.

Lumière verte. Elle joue un rôle sédatif plus nuancé et doux que le bleu. Elle aide dans le rétablissement de l'hypertension oculaire et est souvent mieux tolérée que le bleu par les hypersensibles, les nerveux, les angoissés. Les nerveux-lymphatiques s'en trouvent bien.

Lumière jaune. Lumière très chaude par excellence. Stimulante et excitante. Favorable dans la paralysie. Contre-indiquée dans les douleurs névralgiques. Les myopes et les strabiques préfèrent en général la couleur *ambre.*

Lumières indigo, violette et pourpre. Elles sont parfois préférables pour certains sujets. Les utiliser alors plutôt que le jaune ou le vert.

Combinaisons de couleurs. Le praticien doit apprendre à se servir des couleurs et à les combiner, soit en les superposant soit en les utilisant successivement. Cette étude fait l'objet d'un enseignement spécial délicat, que nous ne pouvons donner dans le cadre de cet ouvrage.

Nota. — En ce qui concerne la couleur du papier, les myopes se trouvent souvent mieux de lire des imprimés sur papier jaune, tandis que les presbytes et hypermétropes préfèrent généralement le papier bleu ou vert.

Nous conseillons de tenir compte des données ci-dessus pour le choix des couleurs de l'appartement et les lieux de travail. Ainsi, une couleur assez froide et sédative pour la chambre et le coin de repos ; une couleur assez chaude et vive, gaie, pour la salle à manger ; une couleur très claire, stimulante, pour l'office, sont bien en rapport avec la destination de ces pièces. Il n'est pas rationnel de placer des tentures rouges à la fenêtre de la chambre à coucher, par exemple ; un rideau vert foncé tirant sur le bleu favorise le sommeil.

e) Exercices pour le perfectionnement de la vision des couleurs

Exercices généraux de relaxation physique, mentale et visuelle : lumière, palming, balancement, oscillations, etc.

♦ **122** Se munir de papier bien blanc et d'une boîte de peinture à l'eau (aquarelle ou gouache). Utiliser d'abord les 3 couleurs fondamentales (ou primaires) : rouge, jaune, bleu. Demander à une personne qui voit correctement les couleurs de peindre 3 bandes parallèles de rouge vif, jaune franc, bleu. Ces bandes ont 5 centimètres de largeur et sont séparées par un intervalle blanc de 5 centimètres.

Ce sont donc les 3 couleurs fondamentales du spectre solaire. Bien les regarder et noter la différence qui existe entre elles. Les étiqueter au crayon.

Quand ces couleurs sont bien sèches (afin d'éviter les mélanges gênants entre elles), faire des combinaisons avec des parties égales de rouge et jaune (orangé), bleu et jaune (vert), rouge et bleu (violet). Peindre ces mélanges entre les 3 bandes de couleurs primaires : l'orangé entre le rouge et le jaune, etc.

Quand l'ensemble est sec, couper une partie de la feuille en petits carrés de 5 centimètres de côté et les laisser dans l'ordre : rouge, orangé, jaune, vert, bleu, violet. Les étiqueter et les numéroter au verso. Les porter sur soi en permanence, dans une enveloppe ; les regarder le plus souvent possible et les replacer dans leur ordre indiqué ci-dessus.

Rapidement s'affirmera la reconnaissance des couleurs.

♦ **123** Rechercher ensuite dans les revues et les livres, les cartes postales, etc., des exemples de ces 6 couleurs franches. Découper ces morceaux de couleur et les numéroter. Faire vérifier par un ami.

♦ **124** Rechercher les mêmes couleurs dans la nature : rose rouge, orange, beurre jaune, gazon vert, ciel bleu, violette...

♦ **125** Regarder aux devantures des magasins les couleurs variées, généralement assez vives.

♦ **126** Pour bien lire un test de couleurs, balancer la tête ou seulement le regard d'une marge à l'autre, d'un bord à l'autre, sans fixer l'attention sur les couleurs. Laisser couler le regard devant celles-ci. Elles se détacheront ensuite beaucoup mieux, par contraste avec le fond du papier.

f) Conseils essentiels pour l'exécution des exercices

♦ **127** — Travailler d'abord à la lumière naturelle, tant que des résultats très satisfaisants ne sont pas obtenus.

— Supprimer lunettes et verres teintés.
— Respirer régulièrement.
— Ciller rythmiquement.
— Entre deux couleurs, ciller et jeter un regard sur un objet éloigné.
— Ne jamais oublier la relaxation et le palming.

CHAPITRE XIII

Les yeux de vos enfants

1. Responsabilité des parents

Sachez enseigner à vos enfants les moyens de protéger leur santé générale et leur vue en particulier, afin qu'ils évitent les troubles qui affectent la plupart de nos contemporains. Les bonnes habitudes ne se contractent jamais trop tôt.

Soignez d'abord l'alimentation et l'hygiène générale des enfants.

N'oubliez pas non plus qu'une mauvaise attitude pendant le travail scolaire a pour conséquences habituelles la cyphose, la scoliose, la lordose et, simultanément, les troubles de l'accommodation, la myopie et l'astigmatie, l'hypersensibilité à la lumière, etc.

Nous savons, d'autre part, que les émotions répétées et persistantes, la crainte, l'angoisse, sont à l'origine de beaucoup d'affections des yeux. L'insuffisance de repos, la mauvaise utilisation des yeux, sont des facteurs de mauvaise santé générale et locale.

Les enfants nerveux, ceux qui ne peuvent dormir ni rester en place, qui se plaignent de maux de tête, les paresseux, les lymphatiques, les instables, présentent souvent des troubles visuels. Lorsqu'ils sont nourris sainement, qu'ils se reposent, vont se coucher tôt, lorsqu'ils reprennent confiance en eux et dans les autres, lorsque leurs forces ne sont plus utilisées à lutter contre la peur, leurs troubles disparaissent comme par enchantement.

2. Conseils généraux

L'alimentation doit être réétudiée (♦ 1).

— Eviter les longues stations devant le cadran de la télévision, les spectacles de cinéma « pour grandes personnes », tout ce qui peut créer de la fatigue, de la tension, de l'angoisse chez l'enfant. Ne pas gronder inconsidérément l'enfant pour ses insuccès scolaires.

— Assurer aux petits un recours suffisant aux facteurs naturels de santé : *exercice au grand air, jeu, exposition au soleil, repos...*

Exercices très favorables pour l'enfant : palming (♦ 35), cillement (♦ 36), balancement (♦ 39), oscillations du regard (♦ 42), balancement de la tête devant le soleil, yeux fermés (♦ 114).

Utiliser chaque jour la carte-test pour la lecture (♦ 88, 90). Après quelques séances de lecture correcte de carte-test, les lettres sont mieux vues. Les yeux sont plus détendus quand nous regardons des objets familiers.

La *gymnastique* et la *danse rythmiques* sont très recommandables également (♦ 24).

Attitude devant la table de travail. Pour bien écrire ou lire, l'enfant doit concentrer son attention et s'immobiliser dans une position correcte. Il doit être placé devant la table, bien droit, le thorax ne touchant pas l'arête postérieure du pupitre, de façon à garder une respiration bien libre. La colonne vertébrale doit être, elle aussi, presque verticale. Le tronc est appuyé d'aplomb sur les deux ischions (l'ischion est un des trois os qui forment l'os coxal), les jambes tombant verticalement. L'enfant évitera de s'asseoir sur une seule fesse et de croiser les jambes. La tête, bien droite, sera éloignée du pupitre de 35 ou 40 centimètres. Les épaules doivent être toujours bien dégagées, la tête libre, les muscles de la nuque non contractés (fig. 59).

3. Conseils pour la rééducation visuelle

On ne se rend généralement compte des défauts visuels des enfants qu'à l'âge scolaire. Ils jouent, sont détendus, ne s'occupent que de ce qu'ils peuvent voir sans effort.

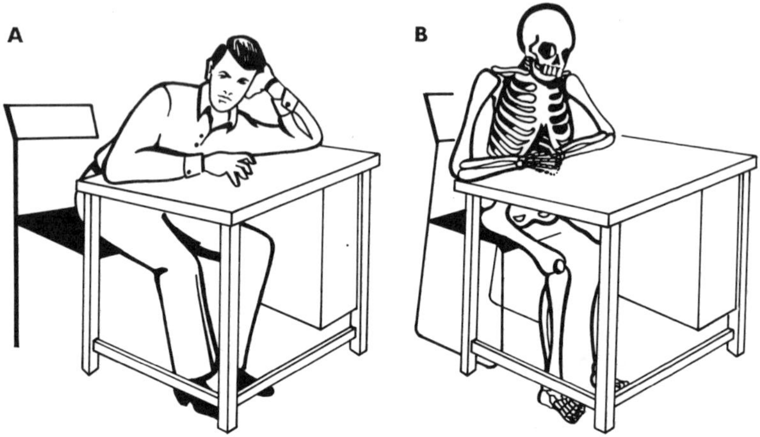

Fig. 59. — **Position assise**
A) incorrecte - B) correcte

A l'école, quand le maître montre quelque chose au tableau et que l'enfant ne peut pas voir, la déception a pour conséquence un sentiment d'infériorité et l'inquiétude. Il en résulte un effort permanent, une tension des yeux et des troubles de l'accommodation.

Il n'est pas difficile, pour les parents, de découvrir que l'enfant est myope et de déceler l'œil le plus faible : il suffit de le questionner sur ses jouets, en le plaçant à différentes distances de ceux-ci, ou encore d'utiliser la *carte-test* annexée à cet ouvrage.

Cet examen est plus facile à la maison que chez un étranger. Chez lui, l'enfant est plus détendu, à l'aise, en sécurité. Même en classe, un maître peu compréhensif peut être à l'origine de difficultés et de tensions chez l'enfant, très préjudiciables à sa réussite.

Il faut des périodes quotidiennes au cours desquelles les parents apprendront à leurs enfants l'art de se détendre, les bonnes habitudes de travail, de lecture, de jeu, etc.

Il est de la plus haute importance pour les parents de ne pas agir dans la précipitation et la nervosité devant leurs enfants. La tension est contagieuse. En revanche, le calme, l'équilibre, l'optimisme, l'enthousiasme sont communicatifs.

Il est indispensable d'encourager les instincts créateurs des petits. Ne pas les reprendre constamment mais leur laisser la possibilité de se salir, de faire du bruit, de frapper du marteau...

Leur apprendre à n'avoir que peu d'intérêts à la fois, à ne pas se disperser, à regarder d'une manière précise. La vision correcte va de pair avec une bonne concentration mentale.

Notons encore que le balancement et le bercement sont bienfaisants pour les enfants comme pour les grands. Quand votre enfant est nerveux, pourquoi ne pas le prendre dans vos bras et le bercer un peu ?

4. Exemple de programme journalier pour un enfant

Commencer par une séance très courte de palming (♦ 35), afin de permettre une bonne détente générale.

Rappeler la nécessité de ciller régulièrement (♦ 36).

Quelques minutes de balancement devant une porte ou une fenêtre (♦ 39).

Lecture de la carte-test (♦ 30, 88, 90). Vérifier chaque jour les progrès accomplis (on constatera des progressions et des régressions en rapport avec l'état de santé général).

Palming dès l'apparition de signes de fatigue (inattention, nervosité, « alourdissement »).

Si possible, balancement et oscillations de la tête devant le soleil (ou une source de lumière assez vive, à défaut de soleil — ♦ 114).

Après quelques jours de ces exercices, passer à d'autres, tels que les oscillations du regard (♦ 42) : exercices de la règle plate et des boules de couleurs, exercices de mémoire, d'attention et d'imagination de difficulté progressive (♦ 77), exercices de correction des illusions d'optique (♦ 97).

Intéresser l'enfant. Lui faire exécuter les exercices qu'il préfère en les intercalant entre d'autres, suivant les nécessités. Lui donner confiance en lui faisant constater les bons résultats obtenus. Les exercices que l'enfant trouve particulièrement durs ou difficiles sont sans doute les meilleurs pour lui.

Le moment le plus favorable est sans contredit le matin, aussitôt après la toilette suivie d'une bonne lotion du visage et du haut du corps à l'eau froide ou très légèrement tiède au début. Dès que possible, la lotion froide du corps entier est à envisager (♦ 11).

Dans la journée, lorsque l'enfant est nerveux, un peu de palming ou de relaxation se révèle bienfaisant.

Insistons encore sur l'importance d'une respiration correcte, même au cours des exercices. Il ne faut pas tendre la tête vers l'avant, écarquiller les yeux ou cligner des paupières. D'autre part, ce n'est pas nécessairement un signe d'inattention que de fermer les yeux en écoutant.

Fournir à l'enfant des livres aux caractères de petite dimension. Les caractères d'imprimerie pour enfants sont généralement trop grands et font perdre l'acuité de la vision maculaire.

Enfin, *éviter de trop faire lire l'enfant, particulièrement s'il est myope.*

5. Rééducation des déficients et retardés mentaux

Nous avons constaté les heureux résultats obtenus, par les méthodes générales que nous avons décrites dans cet ouvrage, dans la rééducation des enfants, anormalement retardés. En particulier, l'attention, la mémoire, la coordination des idées et des mouvements, l'équilibre psycho-physiologique se perfectionnent régulièrement.

Par exemple, des dessins sont tracés, sur une surface unie (un mur, une toile) à l'aide d'une lampe électrique, et représentent des lettres et des signes de plus en plus complexes que l'enfant doit se rappeler et reproduire.

CARTE-TEST

Gardez ou retrouvez une vue normale, une bonne santé des yeux, (en même temps que la santé générale) en suivant les enseignements de cet ouvrage.

Dans tous les troubles d'accommodation (myopie, hypermétropie, astigmatisme, strabisme, presbytie, etc.), dans toutes les maladies des yeux (conjonctivite, hypertension intra-oculaire, glaucome, cataracte, décollement de rétine, etc), à tous les âges — même si les troubles sont dits « incurables » — les soins hygiénistes permettent d'obtenir des résultats positifs et durables, sans rechutes ni complications.

Points essentiels du programme de soins hygiénistes :

1 - Abandon des lunettes ;
2 - Rejet des médicaments et traitements suppressifs ;
3 - Hygiène générale correcte, alimentation naturelle ;
4 - Détente physique, mentale et oculaire ;
5 - Pratique des exercices de gymnastique des yeux ;
6 - Culture de l'attention, de la mémoire, de l'imagination, de la coordination visuo-motrice.

MATVFUENCXOZD *(10/10)*

DLVATBKUEHSN *(9/10)*

RCYHOFMESPA *(8/10)*

EXATZHDWN *(7/10)*

YOELKBFDI *(6/10)*

OXPHBZD *(5/10)*

NLTAVR *(4/10)*

OHSUE *(3/10)*

MCF *(2/10)*

ZU *(1/10)*

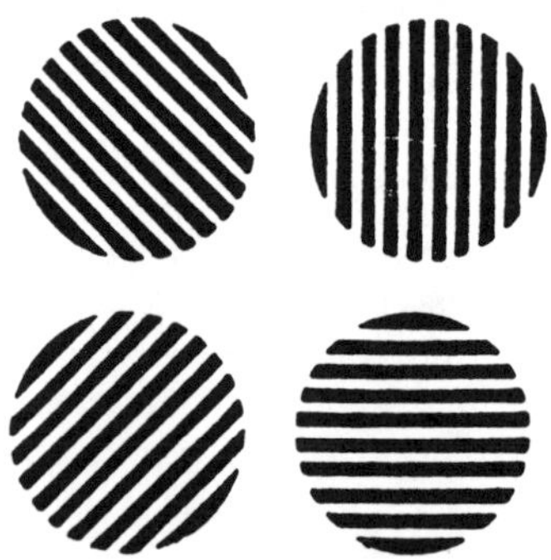

A B C D

ANNEXE I

Beauté et santé des yeux

1. La vraie beauté est l'expression de la santé physique et mentale

Les lunettes peuvent être étudiées de manière à ne pas déformer le visage, mais, à coup sûr, inévitablement, elles entraînent une déformation des yeux : le regard devient fixe, les yeux s'enfoncent dans l'orbite.

Les yeux sont le *miroir de la santé.*

2. L'hygiène naturelle, créatrice de beauté

Or, il est un fait que Bates n'a pas prévu mais qui n'en est pas moins réel : les exercices pour les yeux se révèlent extrêmement favorables à la santé et à la beauté de ces organes, qui deviennent clairs, brillants, « fascinants » même.

Le docteur Shelton nous rappelle :

Ce qui enlaidit : alcool, tabac, thé, café, cacao, chocolat, salaisons, cornichons, épices, sel, vinaigre, moutarde, gâteaux, cakes, bonbons et sucreries, sirops ; tout ce qui donne soif ; excès de liquides ; excès de pain, de riz, de pâtes alimentaires ; conserves, fritures, poisson, chair animale ; manque de soleil, manque d'exercice musculaire ; abus sexuels ; émotions négatives et déséquilibre psychologique ; médicaments et vaccinations.

Ce qui embellit : fruits frais, légumes frais et crus, légumes verts ; activité et exercice physique ; sommeil et relaxation ; bain de soleil ; air pur, nuit et jour ; joie et équilibre intérieur.

ANNEXE II

Les yeux des personnes âgées

1. Le normal et l'habituel

Nous l'avons vu à plusieurs reprises, pourquoi les yeux perdraient-ils, dès l'âge de 40 ou 50 ans, leur efficience au point de nécessiter des lunettes et des traitements médicaux ? Un homme en bonne santé a-t-il besoin de béquilles pour marcher ?

On confond trop souvent l'habituel et le normal. L'habituel, c'est ce que nous observons chaque jour autour de nous. La mauvaise santé est générale ; peut-on en tirer des moyennes valables ?

2. Vos yeux resteront sains

Certes, avec l'âge, les réactions organiques perdent un peu de leur rapidité. Des précautions plus grandes doivent être prises. Alimentation et autres facteurs naturels de santé (eau, air, soleil, exercice, repos, équilibre émotionnel) doivent être alors mieux étudiés encore. La troisième partie de cet ouvrage donne toutes les indications nécessaires.

En ce qui concerne spécialement les yeux, il est normal qu'ils accommodent moins rapidement. Il faut donc s'attacher à regarder de manière précise et suffisante, afin que l'accommodation soit aussi correcte et complète que possible.

Le lecteur se reportera à l'étude que nous avons donnée de la presbytie.

En résumé :

— Rejet des habitudes malsaines : suralimentation ; empoisonnement par les faux aliments, le tabac, l'alcool, le café, les excitants ; passion du jeu ; inactivité et sédentarité excessive ; passions et émotions destructives, etc.

— Modération dans tous les domaines ; connaissance et respect de ses limites.

— Existence personnellement et socialement efficiente mais calme ; humeur optimiste et sereine.

— Foi inébranlable dans la Nature.

Voilà la garantie d'une bonne vision et d'une excellente santé des yeux, en même temps que d'une vigoureuse santé physique et mentale.

ANNEXE III

Votre programme hebdomadaire

1re semaine

Exercices	Pendant une semaine	♦
Palming	Quatre séances de 5 à 20 minutes (à 9 h, 11 h 45, 16 h, 19 h)	35
Cillement	Vous exercer fréquemment	36

2e semaine

Exercices	Pendant une semaine	♦
Palming	Quatre séances de 5 à 20 minutes, et quelques minutes après chaque exercice	35
Cillement	Veillez à ciller régulièrement	36
Contraction des paupières	5 à 10 fois dans la journée	37
Balancement	Quelques minutes, 2 fois par jour	39
Long balancement ou rotation balancement	Quelques minutes, 2 fois par jour	40

N'omettez pas de mettre en pratique nos conseils alimentaires (♦ 7 et suiv.).

Votre programme hebdomadaire (suite)

3e semaine

Exercices	Pendant une semaine	♦
Palming	Quatre séances de 5 à 20 minutes et après chaque autre exercice	35
Cillement	Ne jamais l'oublier	36
Contraction des paupières	De temps à autre dans la journée et après les exercices	37
Balancement (ou long balancement, rotation balancement)	Quelques minutes vers 11 h et 17 h, et lorsque vous vous sentez nerveux	39, 40
Exercices de la figure 26	2 ou 3 fois par jour sans aller jusqu'à la fatigue	47 et s.

N'oubliez pas d'appliquer les conseils donnés en ce qui concerne la gymnastique et les règles d'hygiène générale.

A partir de la 4e semaine

Exercices	Pendant une semaine	♦
Palming		35
Cillement	Suivez les indications données précédemment	36
Contraction des paupières		37
Balancement ou rotation balancement	N'oubliez jamais l'importance essentielle de la relaxation	39, 40
Exercices de la figure 28	1 fois par jour	47 et s.
Exercice du crayon (fig. 36)	2 fois par jour	57
Exercice synthétique (fig. 32)	2 fois par jour	58 et s.

ASTIGMATISME : votre programme d'exercices oculaires

Exercices	1re sem. chaque jour	2e sem. chaque jour	3e sem. chaque jour	4e sem. chaque jour	5e sem. et au-delà chaque jour
Palming	Chaque jour, 2 ou 3 fois et après les exercices : séances de 5 à 20 minutes				
Balancement ou rotation balancement	Chaque jour, 2 fois au moins : séances de quelques minutes				
Contraction des paupières	5 à 10 fois chaque jour				
Cillement	Régulièrement				
Fig. 31, a, b, c, d Exercice synthétique	1 ou 2 séances 3 ou 4 fois	1 ou 2 séances 3 ou 4 fois	1 ou 2 séances 5 ou 6 fois	1 ou 2 séances 5 ou 6 fois	1 ou 2 séances 5 ou 6 fois

La détente est essentielle.

Ne lisez pas trop.

Insistez tout particulièrement sur les exercices ombre-lumière et les exercices pour les muscles externes (9, 10, 11 et 12).

N'oubliez pas les règles d'hygiène alimentaire et générale.

PRESBYTIE : votre programme d'exercices oculaires

Exercices	1re sem. chaque jour	2e sem. chaque jour	3e sem. chaque jour	4e sem. chaque jour	5e sem. et au-delà chaque jour
Palming	Chaque jour, 2 ou 3 fois et après chaque exercice : séances de 5 à 20 minutes				
Balancement ou rotation balancement	Chaque jour, 2 fois au moins : séance de quelques minutes				
Contraction des paupières	5 à 10 fois chaque jour				
Exercices 9, 10, 11, 12 Exercice synthétique	1 ou 2 séances 3 ou 4 fois	1 ou 2 séances 4 ou 5 fois	2 ou 3 séances 5 ou 6 fois	2 ou 3 séances 5 ou 6 fois	2 ou 3 séances 5 ou 6 fois

La désintoxication est essentielle. Il s'agit, avant tout, de purifier les tissus et les humeurs. Appliquez consciencieusement les règles d'hygiène alimentaire et générale qui vous ont été conseillées dans ce cours.

MYOPIE : votre programme d'exercices oculaires

Exercices	1re sem. chaque jour	2e sem. chaque jour	3e sem. chaque jour	4e sem. chaque jour	5e sem. et au-delà chaque jour
Palming	Chaque jour, 3 ou 4 fois et après les exercices : séances de 5 à 10 minutes				
Balancement ou rotation balancement	Chaque jour, 2 fois au moins : séances de quelques minutes				
Contraction des paupières	5 à 10 fois par jour				
Cillement	Régulièrement				
Exercice de la figure 28	1 ou 2 séances	1 ou 2 séances	2 ou 3 séances	2 ou 3 séances	2 ou 3 séances
Exercice du crayon	2 fois	2 fois	2 ou 3 fois	3 fois	2 fois
Exercice synthétique	1 fois	2 fois	2 ou 3 fois	3 fois	2 fois
Balancement de tête devant soleil ou lampe	2 fois	3 fois	3 ou 4 fois	4 fois	4 fois
Carte test	Lecture fréquente des plus grands caractères, à 2 mètres				

Ne prolongez pas les exercices au-delà de vos possibilités.
N'allez pas jusqu'à la fatigue oculaire.
Tout ce qui peut vous détendre est essentiel.
N'oubliez pas les règles d'hygiène alimentaire et générale.

HYPERMETROPIE : votre programme d'exercices oculaires

Exercices	1re sem. chaque jour	2e sem. chaque jour	3e sem. chaque jour	4e sem. chaque jour	5e sem. et au-delà chaque jour
Palming	Chaque jour, 3 ou 4 fois et après les exercices : séances de 5 à 10 minutes				
Balancement ou rotation balancement	Chaque jour, 2 fois au moins : séances de quelques minutes				
Contraction des paupières	5 à 10 fois chaque jour				
Cillement	Régulièrement				
Exercice de la figure 32	1 ou 2 séances	1 ou 2 séances	2 ou 3 séances	2 ou 3 séances	2 ou 3 séances
Exercice synthétique Fig. 31, a, b, c, d	1 fois	2 fois	2 ou 3 fois	3 fois	2 fois
Carte test	Lecture fréquente des petits caractères, le plus près possible.				

N'allez jamais jusqu'à la fatigue oculaire.
Relaxez-vous fréquemment, pendant et après les exercices.
Suivez de près les conseils d'hygiène alimentaire et générale qui vous sont donnés.

Conclusion

Le mal n'est pas un accident ni une punition arbitraire, ni toujours l'erreur d'un esprit mortel et faillible. C'est la conséquence naturelle de violations des lois de la nature. Il est éducatif et correctif dans son but, et il reste avec nous tant que nous avons besoin de ses leçons salutaires.

H. LINDLAHR

L'œil fait partie intégrante du corps. Sa santé et son efficience dépendent étroitement de la santé de l'organisme tout entier. Il règle ses activités et possède en lui-même le pouvoir de se rétablir. Son efficience dépend :

— De l'intensité de l'énergie nerveuse dont dispose l'organisme.
— De la qualité du courant sanguin qui l'irrigue, le nourrit et le décharge de ses toxines.
— Du bon fonctionnement du cerveau et du système nerveux dans son ensemble.

L'*alimentation* joue un rôle extrêmement important dans la santé générale. Les meilleurs résultats ne sont obtenus que lorsque les fautes alimentaires sont corrigées.

Aucun facteur naturel de santé ne doit être négligé : eau, air, soleil, exercice, repos, équilibre émotionnel.

La vision est, pour 10 %, une fonction physique et, pour 90 %, une fonction du cerveau et du système nerveux. Tout ce qui affecte l'équilibre nerveux est hautement préjudiciable à la qualité de la vue et à la santé des yeux.

La tension constante est plus souvent cause de mauvaise vision que les tares héréditaires. Apprendre à se relaxer parfaitement et à détendre les yeux par le palming, le cillement, le balancement, les oscillations du regard, est une nécessité impérieuse.

La vision n'est jamais améliorée par la crispation. Si vous ne pouvez pas voir ce que vous voulez, il est préférable de fermer les yeux quelques instants et de ciller plutôt que de faire des efforts, de cligner des paupières, de tendre la tête en avant. Apprenez à voir aisément les objets grâce à de fréquents cillements et à la détente mentale. Regarder fixement ou changer d'objet continuellement sans accommoder exactement est mauvais pour les yeux.

Pour rester efficients, les yeux doivent être exercés régulièrement et utilisés correctement à des tâches variées.

Ne lisez pas lorsque vous êtes fatigué, souffrant, mal à l'aise. Le repos dans tous les domaines est alors la seule solution logique et le seul moyen de vous rétablir rapidement.

Evitez les lunettes : abandonnez-les le plus tôt possible, mais veillez bien à assurer à vos yeux une détente suffisante.

Si un œil est plus faible que l'autre, faites-le travailler plus, mais sans le fatiguer.

N'oubliez pas la valeur des exercices à la lumière naturelle, celle du soleil.

Enfin, *ne craignez pas les crises de désintoxication* qui pourront apparaître au début de l'application des soins hygiénistes.

Faites l'effort

Rien de valable ne s'obtient sans peine. Sans effort volontaire, la vie devient terne, le corps s'amollit, les facultés mentales perdent aussi de leur tonus et de leur activité ; les mauvaises habitudes, fruits de la paresse et de l'insouciance, conduisent à la mauvaise santé. Inversement, *la santé, la vraie santé physique et mentale, ne peut être sauvegardée ou retrouvée que si nous savons faire l'effort suffisant pour nous conduire suivant les lois de notre être, qui sont à vrai dire les lois de l'harmonie universelle.*

Les hygiénistes n'admettent pas les méthodes de palliation. Tout symptôme de trouble possède sa valeur et ne doit pas être combattu.

Lorsqu'un organe ne fonctionne plus correctement, lorsque la fatigue ou la douleur apparaît, lorsque des troubles, même très légers, se manifestent dans une partie quelconque du corps, il faut en rechercher les causes et ne pas se contenter d'y « remédier » par des aides artificielles.

Les lunettes, les médicaments, la chirurgie ne peuvent jamais compenser les erreurs de vie et d'hygiène. Il est vain de chercher la santé en dehors des vrais facteurs de santé qui, tous, se trouvent dans le respect des lois naturelles. Les créations artificielles ne conduisent pas à la vraie santé.

Faites donc l'effort de modifier les mauvaises habitudes, sources de mauvaise santé. Ayez toute confiance dans le résultat final, même si les troubles sont très accentués. Agissez avec constance, persévérance et régularité. *Une vie nouvelle se prépare pour vous.*

Table des matières

La composition et l'impression
de cet ouvrage ont été réalisées
par l'Imprimerie CLERC
18200 SAINT-AMAND - Tél. : 48-96-41-50
pour le compte des ÉDITIONS DANGLES
18, rue Lavoisier - 45800 ST-JEAN-DE-BRAYE

Dépôt légal Éditeur n° 1283 - Imprimeur n° 3492

Achevé d'imprimer en Février 1987

Du même auteur, dans la même collection :

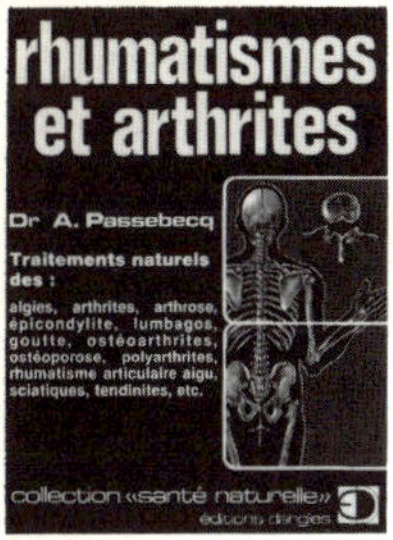

Docteur André PASSEBECQ :

(Président de « Vie et Action »)

RHUMATISMES ET ARTHRITES.
Traitements naturels des : algies, arthrites, arthrose, épicondylite, lumbagos, goutte, ostéoarthrites, ostéoporose, polyarthrites, rhumatisme articulaire aigu, sciatiques, tendinites, etc.

Format 13,5 × 18 ; 176 pages ; illustré.

Les statistiques médicales font état d'une recrudescence du rhumatisme et de l'arthritisme : 4 millions de Français en sont atteints ; un invalide sur dix est rhumatisant !
On recherche un microbe ou un virus ; on recourt à des médications et à des interventions chirurgicales de plus en plus agressives et, comme dans bien d'autres domaines, la médecine a échoué dans sa tentative de juguler la maladie au lieu de chercher à connaître les **causes profondes** des troubles de santé.
La médecine naturelle présente une conception alternative d'une rare efficacité. Grâce à elle, de nombreuses personnes prétendues incurables ont pu voir leurs troubles s'estomper et même disparaître. Des paralysés ont pu marcher. Une expérience de plus de 30 années (y compris celle de sa propre guérison), appuyée sur une formation médicale et naturopathique, permet à l'auteur de présenter ici une synthèse d'une large portée.
L'arthrite et le rhumatisme, dans leurs différentes formes, sont curables dans la plupart des cas. Oui, dans leur immense majorité, les rhumatisants et arthritiques peuvent se **guérir par des moyens simples, peu coûteux et non dangereux.** Ils peuvent presque tous jouir d'une vie normale s'ils acceptent tout simplement de modifier leur hygiène de vie.
Cet ouvrage est de ceux qui annoncent une révolution dans l'art médical, pour le plus grand bien des individus, des collectivités... et des finances publiques. La première partie traite du **processus pathologique** des affections rhumatismales. Ensuite, les **thérapeutiques naturelles** sont étudiées en détail et, enfin, la troisième partie est un **index thérapeutique** dans lequel sont étudiées minutieusement les diverses affections rhumatismales, avec tous les conseils pratiques pour rectifier les causes des troubles et obtenir ainsi leur rémission.
Un **message d'espoir** pour de nombreuses personnes.